看護
コミュニケーション

基礎知識と実際

福沢周亮
桜井俊子 編著

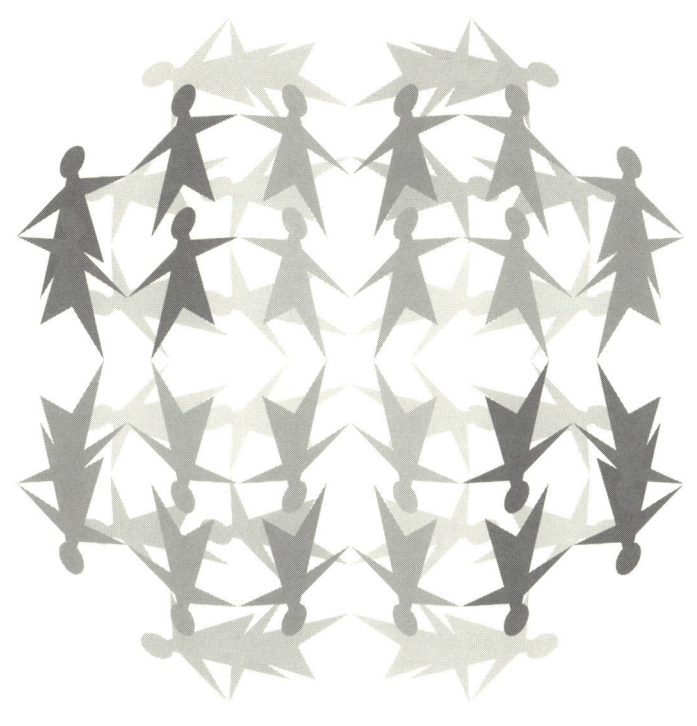

教育出版

●編著者
福沢　周亮　聖徳大学大学院児童学研究科長・教授
桜井　俊子　上智大学学生局学生センター

●執筆者（五十音順）
阿部　幸恵　東京医科大学病院卒後臨床研修センター助教
池田　真理　東京大学大学院医学系研究科家族看護学分野客員研究員
石原　　昌　昭和大学保健医療学部看護学科教授
宇野　知子　東京都立墨東病院周産期センター臨床心理士
桜井　俊子　上智大学学生局学生センター
沢崎　真史　聖徳大学人文学部児童学科准教授
鈴木　幹子　武蔵野大学看護学部准教授
鈴木　由美　聖徳大学児童学部児童学科准教授
関　　美雪　埼玉県立大学保健医療福祉学部看護学科講師
伊達久美子　東京慈恵会医科大学医学部看護学科准教授
常盤　洋子　群馬大学医学部保健学科教授
新田　静江　山梨大学大学院医学工学総合研究部健康・生活支援看護学講座教授
二宮　恵美　八王子市立看護専門学校専任教員
福沢　周亮　聖徳大学大学院児童学研究科長・教授
福田　由紀　法政大学文学部心理学科教授
星野美穂子　聖徳大学児童学部児童学科兼任講師
三木　祐子　東京大学大学院医学系研究科国際保健学専攻発達医科学教室客員研究員
宮本　智美　道灌山学園保育福祉専門学校非常勤講師
矢野　恵子　中部大学生命健康科学部保健看護学科教授
藪中　征代　聖徳大学短期大学部保育科准教授
山口　　創　桜美林大学心理・教育学系准教授
吉田佐治子　聖徳大学短期大学部保育科准教授
和田久美子　聖徳大学大学院児童学研究科博士後期課程

まえがき

　この何年か、医療におけるトラブルが、マスコミの大きな話題になりました。そのなかには、モラルや技術に起因する事例があるのも事実ですが、一方で、医療にたずさわる側と患者の側とのコミュニケーションが不足しているのではないかと思われる事例もあるように思います。

　看護の対象者はもちろん、医療行為者、患者の家族なども含めて、医療にかかわるすべてにおいて、人と人との望ましい関係を考えますと、円滑なコミュニケーションが重要な条件の一つであることはだれもが認めることでしょう。

　とりわけ、日常の実際の行為を担う看護においては、その点を強調してもしすぎることはないように思います。

　では、看護におけるコミュニケーションというとき、具体的に、何をどうすればよいのでしょうか。また、これから、看護師を目指す若い人たち、看護師になってまだキャリアの浅い人たちに、どのようにその考え方や実際を説明すればよいのでしょうか。

　わたしたちは、そのためのキーワードは「ことば」だと考え、本書を企画しました。

　全体を大きく二つに分け、第Ⅰ部で、ことばおよびコミュニケーションに関する基礎的と思われる問題を以下のように取り上げました。

　　コミュニケーションの成立
　　ことばと人間のかかわり
　　ことばの働き
　　言語的コミュニケーション行動
　　非言語的コミュニケーション行動

第Ⅱ部では「看護コミュニケーション」ということで、看護におけるコミュニケーションの実際を以下のように取り上げました。
　　看護におけるコミュニケーションの意義
　　看護コミュニケーションの基礎
　　看護コミュニケーションの主要素
　　看護コミュニケーションの展開
　全体は102項目に分かれており、どの項目についても1～2ページで説明するようになっていて、事典のような構成になっています。
　したがって、始めから読まなくて、興味関心のある項目や必要とする項目から読んでいただいてよいのですが、第Ⅰ部は、第Ⅱ部の基礎編として位置付けていますので、第Ⅰ部で、ことば及びコミュニケーションについての理解を深めていただき、その上で第Ⅱ部に進んでいただけると、わたしたちが意図した方向につながります。
　なお、ことばによらないコミュニケーションも取り上げていますのは、ことばによるコミュニケーションのみでなく、ことばによらない場合、つまり、非言語的コミュニケーションの果たす役割も大きいと考えるからです。
　看護師を目指す学生の皆さんや看護の実際を経験されるようになってまだ日の浅い看護師の皆さんのお役にたてば幸いです。
　多忙ななか、本書のために健筆をふるわれた執筆者の方々に、また編集の労をとられた教育出版の平林公一氏、荻山直之氏に、厚く御礼申し上げます。
　2006年2月

　　　　　　　　　　　　　　　　　　　　　　　　福沢　周亮
　　　　　　　　　　　　　　　　　　　　　　　　桜井　俊子

目　次

まえがき ——————————————— 3

第Ⅰ部　コミュニケーション

[Ⅰ] コミュニケーションの成立

① コミュニケーションとは ——————— 14
　　人間のコミュニケーション　14
　　コミュニケーションの過程　14
　　コミュニケーションとしての文化　15

② 人間のコミュニケーション ——————— 16
　1　言語的コミュニケーション …………… 16
　　　望ましい成立条件　16
　　　マス・コミュニケーション　17
　2　非言語的コミュニケーション ………… 18
　　　非言語的コミュニケーション　18
　　　色と形　19

③ コミュニケーションの手段 ——————— 20
　1　コミュニケーションの手段 …………… 20
　　　コミュニケーションの基礎　20
　　　コミュニケーションの方法　21
　2　音　声 ……………………………… 22
　　　音声の特徴　22
　　　音声が聞き手に与える影響　22
　3　文　字 ……………………………… 24
　　　文字の読みやすさと印象　24
　　　新しい文字の利用　24
　4　図・イラスト・写真 ………………… 26
　　　図・イラスト・写真とことば　26
　　　図・イラスト・写真と理解　26
　　　図・イラスト・写真と問題解決　27
　　　図・イラスト・写真と説明　27
　5　表情・態度・動作 …………………… 28
　　　ことばによらないコミュニケーション　28
　　　表　情　28
　　　態　度　29
　　　動　作　29
　6　接　触 ……………………………… 30
　　　人に触られることの不快　30
　　　子どもの発達と身体的接触　30

　　　　　人に触られることの快　31
　④ コミュニケーションの役割と効用 ──────── 32
　　1　コミュニケーションの役割と効用 ……… 32
　　　　　人間関係を築く土台　32
　　　　　理解し合うための手段　32
　　　　　コミュニケーションがズレる時　33
　　　　　ズレを訂正するのもコミュニケーションの役割　33
　　2　気持ちの交換 …………………………… 34
　　　　　分かってほしい私の気持ち　34
　　　　　分かってもらえたと感じる時　34
　　　　　分かってもらえないかもしれない　35
　　　　　気持ちは変化するもの　35
　　3　情報の交換 ……………………………… 36
　　　　　情報とは　36
　　　　　分かるように伝えること　36
　　　　　情報を共有するための基盤　36
　　　　　情報の交換　37
　　4　相手の理解 ……………………………… 38
　　　　　「きく」こと　38
　　　　　相談しやすい雰囲気　38
　　5　人間関係の維持 ………………………… 40
　　　　　人間関係とコミュニケーション　40
　　　　　適切な自己開示　40
　　6　相手の説得 ……………………………… 42
　　　　　説得のコミュニケーション　42
　　　　　説得への抵抗　43

[Ⅱ] ことばと人間のかかわり

　① ことばを使うことの意味 ──────────── 44
　　　　　シンボルを操る動物　44
　　　　　ことばの機能　44
　　　　　サピア＝ウォーフの仮説　44
　② ことばとコミュニケーション ─────────── 46
　　　　　言語的コミュニケーションが難しい場合　46
　　　　　ことばに内在する問題　47
　③ ことばと思考 ─────────────────── 48
　　　　　思考が先か、ことばが先か　48
　　　　　内言と外言　49
　④ ことばと知識 ─────────────────── 50
　　　　　知識の種類　50

　　　　宣言的知識と手続き的知識　50
　　　　技能学習　51
5　ことばとパーソナリティ ―――――― 52
　　　　ことばとパーソナリティの関係　52
　　　　文章のスタイルとパーソナリティ　52
　　　　書字とパーソナリティ　53
6　ことばと環境 ―――――――――― 54
　　　　乳児の言語環境　54
　　　　言語環境としての親の役割　54
　　　　野生児の場合　55

[Ⅲ] ことばの働き

1　ことばと記号 ―――――――――― 56
　　　　記号とは何か　56
　　　　マーク　56
　　　　顔文字　57
2　ことばと意味 ―――――――――― 58
　　　　ことばの意味　58
　　　　会話における意味　58
　　　　意味づけ　59
3　ことばとイメージ ――――――――― 60
　　　　ことばのイメージ　60
　　　　外来語のイメージ　61
4　ことばと情緒値 ――――――――― 62
　　　　ことばの情緒値　62
　　　　情緒値と感化的内包　63
5　ことばの魔術 ―――――――――― 64
　　　　ことばの魔術　64
　　　　ことばの魔術と感化的内包　64
6　タブー語 ―――――――――――― 66
　　　　タブー語とは　66
　　　　ことばが感情を引き起こす　67
7　流　　言 ―――――――――――― 68
　　　　流言における「ことば」　68
　　　　報告が推論や断定へ　68
　　　　あいまいな状況は流言をつくりやすい　69
8　偏　　見 ―――――――――――― 70
　　　　偏見はなぜ起こるのであろうか　70
　　　　偏見をもちやすいパーソナリティとは　70

偏見に陥らないための解決方法として　70
9 イラショナル・ビリーフ ——————————72
イラショナル・ビリーフ　72

[IV] 言語的コミュニケーション行動
1 聞く行動 ——————————74
選択的注意　74
カクテルパーティ効果　75
2 話す行動 ——————————76
ターン・テイキング　76
会話の公準　77
他者の知識への配慮　77
3 読む行動 ——————————78
ボトムアップ式処理　78
トップダウン式処理　78
4 書く行動 ——————————80
構想を立て、ことばに置き換える　80
読み返す　80
メタ認知　81

[V] 非言語的コミュニケーション行動
1 表　情 ——————————82
表情を読む　82
看護者の立場から　83
2 態度・動作 ——————————84
態度・動作が意味するもの　84
看護者の立場から　84
3 接　触 ——————————86
接触が意味するもの　86
ターミナルケアの場で　87

第II部　看護コミュニケーション
[I] 看護におけるコミュニケーションの意義
1 看護コミュニケーション ——————————90
コミュニケーションの意義　90
看護コミュニケーションとは　90
ことばの大切さ　91

　　　　出会いを大切に　92
2 **看護の目的** ──────────────────── 93
　　1　健康の増進 ……………………………… 93
　　2　疾病の予防 ……………………………… 94
　　3　健康の回復 ……………………………… 95
　　4　苦痛の緩和 ……………………………… 96
3 **看護の対象** ──────────────────── 97
　　1　あらゆる健康レベルにある人々 ………… 97
　　2　あらゆる発達成長段階の人々 …………… 98
　　3　個人と集団 ……………………………… 99
4 **看護者の役割** ─────────────────── 100
　　1　対象者のより良い変化を目指す ………… 100
　　　　信頼関係を築く　100
　　　　対象者のことを真剣に考える　100
　　　　対象者に確認する　101
　　　　家族にも協力を求める　101
　　　　対象者のより良い変化を目指して　101
　　2　観察と看護実践 ………………………… 102
　　　　観察とは　102
　　　　観察したことをアセスメントする　102
　　　　観察と看護実践　103
5 **看護実践の過程** ───────────────── 104
　　1　情報収集 ……………………………… 104
　　2　判　　断 ……………………………… 105
　　3　目標の設定 …………………………… 106
　　4　具体的援助方法の選択と実施 ………… 107
　　5　結果と評価 …………………………… 108

[Ⅱ] 看護コミュニケーションの基盤

1 **人間対人間の関係の確立** ─────────────── 110
　　1　対象者を尊重する ……………………… 110
　　　　医療現場と"権威"　110
　　　　専門職としての立場　110
　　2　医療者の意思を伝える ………………… 112
　　3　ともに治療に取り組む ………………… 113
2 **コミュニケーションの基本を身に付ける** ────── 114
　　1　ことばを大切にする …………………… 114
　　　　ことばと認識　114

　　　　　継続的モニターの必要性　114
　　　　　専門的「共通言語」の開発　115
　　　2　非言語的コミュニケーションを理解する　…116
　　　　　非言語的コミュニケーションの種類　116
　　　　　非言語的コミュニケーションに影響するもの　117
　　　　　言語的コミュニケーションによる確認　117
　　　　　対象の立場に立って考える　117
　　　3　接遇行動の基本を身に付ける ……………118
　　　　　接遇と信頼関係の構築　118
　　　　　接遇に含まれるもの　118
　　　　　一般常識としての接遇　119
　　　　　専門職としての接遇　119

[Ⅲ] 看護コミュニケーションの主要素

1 聞くこと・聴くこと ——————————120
　　　1　聴くことの大切さ ……………………… 120
　　　2　話に応じること ………………………… 121
　　　3　応じ方の基本 …………………………… 122
　　　4　聴き手の禁止事項 ……………………… 123

2 話すこと ———————————————124
　　　1　質問（問診）…………………………… 124
　　　2　話しかけること ………………………… 125
　　　3　説明・説得 ……………………………… 126
　　　4　図・イラストを利用 …………………… 127
　　　5　ユーモアで応じる ……………………… 128

3 書くこと ———————————————129
　　　1　患者の状態を記録する ………………… 129
　　　2　情報の記述 ……………………………… 130
　　　3　文字によるコミュニケーション ……… 131

4 非言語的メッセージ ————————————132
　　　1　思いやる心の表出 ……………………… 132
　　　2　表情と笑顔 ……………………………… 133
　　　3　視　　線 ………………………………… 134
　　　4　姿　　勢 ………………………………… 135
　　　5　気働き …………………………………… 136

5 観　察 ————————————————137
　　　1　患者の生活行動全般を見る …………… 137
　　　2　目的をもって観る ……………………… 138
　　　3　観察と質問を効果的に行う …………… 139

4　患者の訴えている部分を観て判断する … 140
　　　5　記録と報告 ……………………………… 141
6　接触（タッチング） ─────────────142
　　　1　看護実践とタッチング場面 ………… 142
　　　　　接触（タッチング）とは　142
　　　　　メッセージとして伝わる　142
　　　　　接触（タッチング）への配慮　142
　　　2　接触（タッチング）の効用─カンガルーケア─ … 144
　　　　　カンガルーケアとは　144
　　　　　カンガルーケアの始まり　144
　　　　　カンガルーケアの意味するところ　145
　　　　　カンガルーケアへの配慮　145
7　傍らにいること ─────────────146
　　　　　患者に最も近い存在　146
　　　　　事例を通して　146
　　　　　看護の本質　147

[IV] 看護コミュニケーションの展開

1　入院時の対応 ─────────────148
　　　1　初対面時を大切にする ……………… 148
　　　2　出会いの時から観察を開始する …… 149
　　　3　入院時のインタビュー ……………… 150
　　　4　入院時オリエンテーション ………… 151
2　看護アセスメントにおけるコミュニケーション ───152
　　　1　情報収集 ……………………………… 152
　　　2　患者のことばによる情報（主観的データ）と
　　　　　観察（客観的データ） ……………… 153
　　　3　情報の記述とアセスメント ………… 154
3　生活行動におけるコミュニケーション ───156
　　　1　患者同士の人間関係の調整 ………… 156
　　　　　生活環境　156
　　　　　患者同士のかかわり　156
　　　2　おいしく食べる食事援助 …………… 158
　　　　　食事環境　158
　　　　　食事は楽しみ　159
　　　3　清潔・安楽とタッチング …………… 160
　　　　　患者の心にも触れる　160
　　　　　「手で看る」看護　161
　　　4　尊厳を大切にした排せつ援助 ……… 162

　　　　ナースコールで看護者を呼んで
　　　　　トイレ歩行をしなくてはならない場合　162
　　　　ベッド上安静で床上排せつを
　　　　　受けなくてはならない場合　162
　　5　移動援助とコミュニケーション ………… 164
　　　　歩行器を使って歩行する場合　164
　　　　車椅子移動への援助　164
　　　　患者の気持ちを理解する　165
　　6　睡眠状態の観察・不眠時の話し相手 …… 166
　　　　部屋が明るくて眠れないという患者　166
　　　　不眠時の話し相手　167

4　診療の介助とコミュニケーション ─── 168
　　1　与薬と自己管理に向けた知識獲得への支援 … 168
　　　　患者への与薬に関する分かりやすい
　　　　　説明と患者の質問に応じる姿勢　168
　　2　与薬ミスとコミュニケーション ………… 170
　　　　与薬に関する「伝えたいこと」が「伝わった」
　　　　　のかどうかは患者の反応を見ること　170

5　コミュニケーション障害と援助 ─── 172
　　　　コミュニケーション障害　172
　　　　コミュニケーション障害の理解　172
　　　　看護者の心構え　172
　　　　障害者とのコミュニケーション　173

6　ターミナルにおける看護コミュニケーション ─ 174
　　1　患者のサインを読み取る ………………… 174
　　　　「否定」の段階　174
　　　　「怒り」の段階　174
　　　　「取引」の段階　175
　　　　「抑うつ」の段階　175
　　　　「受容」の段階　175

7　上手に自分の意見を表出すること ─── 176
　　1　看護場面での上手な意見表出の意義 …… 176
　　　　意見の表出　176
　　　　意見表明の必要性　176
　　　　意見を表明する時に気を配る事柄　176
　　2　上手な自己開示 ………………………… 178
　　　　ソーシャル・スキルの考え方　178
　　　　看護者の役割　178
　　　　自己を知らせる目的　178
　　　　自己開示スキルの向上　179

索　引 ─────────────── 180

第Ⅰ部
コミュニケーション

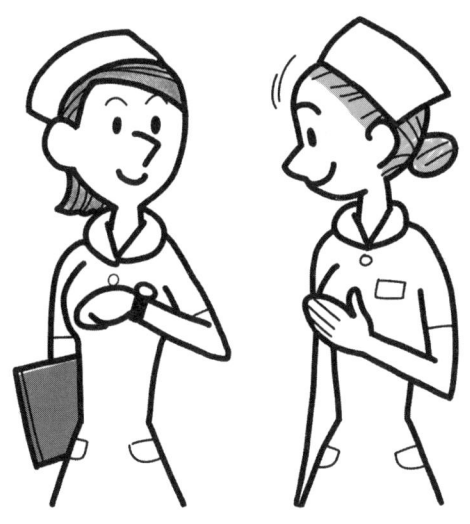

[I] コミュニケーションの成立

1 コミュニケーションとは

人間のコミュニケーション

コミュニケーションという働きは、人間のみならず動物においても認められる。しかし、ここでは、まず人間のそれにしぼる。

リーチによれば、「人間のコミュニケーションは、信号（シグナル）、記号（サイン）、象徴（シンボル）として作用する表現的行為によって、成し遂げられる[*1]」とのことで、それらによって知識、理解、意味、感情などを伝達したり、交換したりする過程がコミュニケーションである。

コミュニケーションの過程

コミュニケーションは、発信者と受信者がいて成立するのであり、その流れには、少なくとも次の要素が含まれている。

①コミュニケーションを発信するもの——すべての発信が人によって行われる。しかし、マス・コミュニケーションの場合は、組織が前面に出て個人に還元されないことが多い。

②コミュニケーションの内容——知識、理解、意味、感情などが含まれる。

③記号化——伝えようとする内容をどのように記号化するかという問題で、そこには上記のリーチが言うように、記号のみでなく信号や象徴が使われる可能性もある。例えば、同じ感謝の意味を伝えるのであっても、ことばによる場合と身振りによる場合とでは記号化が異なるのである。

④コミュニケーションの通路——コミュニケーションを成立させるのに採用する通路は何かという問題で、記号化とかなり重なる。しかし、「ありがとう」ということばを、話して伝える場

⑤**記号の解読**——内容の読み取りである。記号の解読とは言っても、信号や象徴の受容も含むことになる。

⑥**コミュニケーションを受信するもの**——受信は人によって行われるが、発信同様、マス・コミュニケーションの場合は個人が前面に出ない場合が多い。

コミュニケーションとしての文化

コミュニケーションは、日常的には、人と人との間で行われる伝達あるいは交換であるが、広義にとると、生体の遺伝現象や代謝作用、さらには社会や文化の働きまでも含まれている。ここでは、特に、コミュニケーションという視点から文化について取り上げる。

文化とは「その人間集団の構成員に共通の価値観を反映した、物心両面にわたる活動の様式（の総体）。また、それによって創り出されたもの」[*2]と考える時、我々の生活のなかに溶け込んでいて、生活の仕方や生き方に影響を与えていることに気付くだろう。多くの場合、コミュニケーションの成立を意識しない状況のなかでコミュニケーションが成立しており、しかも大きな影響を与えているのである。

■福沢 周亮■

《引用文献》
* 1 Leach, E. 1976 青木保・宮坂敬造訳 1980『文化とコミュニケーション』紀伊国屋書店
* 2 山田忠雄・他編 2004『新明解国語辞典 第六版』三省堂

2 人間のコミュニケーション

●-1 言語的コミュニケーション

望ましい成立条件

　ことばの機能として、まず、コミュニケーションが挙げられる意義は大きい。人間は生まれたその日から周囲とのコミュニケーションを必要としており、人間のもつ伝達手段の最大のものがことばだからである。したがって、ことばの増大はコミュニケーションの増強につながる。例えば、以下の叙述を①から⑤まで読んでみてほしい。

　①そこには、人が立っていた。
　②そこには、男の人が立っていた。
　③そこには、若い男の人が立っていた。
　④そこには、和服の若い男の人が立っていた。
　⑤そこには、和服の若い男の人がほほえんで立っていた。

　①から⑤へ、ことばが増えるにつれて、話題となっている人の叙述が細かになり、その像が鮮明になっていく。より精確な言語的コミュニケーションが成立するのである。

　ただし、これは原則的なことであって、望ましい言語的コミュニケーションが成立するためには、以下のようないくつかの条件が満たされなければならない。

　まず取り上げなければならないことは送り手の位置付けである。我々は、同時に、複数の関係のなかにいたり、いくつかの役割をもっていたりするため、言語的コミュニケーションを発信する側になった時、立場や役割を明確にすることが望ましい状態を生み出すと

考えられるわけで、まずこれが重要な条件になるのである。同様の意味で、受け手の位置付けも重要な条件となり、送り手と受け手の関係の把握も大事な条件となる。さらに、言語的コミュニケーションの内容やそのためのことば及び期待される効果が重要な条件になる。

かくして、送り手、受け手、内容、ことば、効果といった条件がうまく満たされた時、望ましい言語的コミュニケーションが成立するのである。

マス・コミュニケーション

新聞・雑誌・ラジオ・テレビなどのマス・メディアを通して、大量の情報や娯楽を、ことばや映像などの記号を用いて、不特定多数の人々に伝達することをマス・コミュニケーションと言うが、言語的コミュニケーションを考える時、これをはずすことはできない。

これは、いわゆるマスコミで、次のような特徴が認められる。

①送り手は巨大な組織的機構である。
②受け手は大量で不特定である。
③送り手と受け手が分化している。
④伝達が一方通行であることが多い。
⑤内容は大量で多様である。

ただし、ことばが中心と考えられるラジオにあっても、音を使うような非言語的コミュニケーションが入っていることに注意したい。

■福沢 周亮■

2 人間のコミュニケーション

●-2 非言語的コミュニケーション

非言語的コミュニケーション

コミュニケーションを、ことばによる場合とことばを使わない場合に分けた時、前者が言語的コミュニケーションで後者が非言語的コミュニケーションである。後者には、目の動き、顔の表情、声の大きさ、身振り、姿勢、身体接触の仕方、対人距離、衣装など、多様な手段、内容が含まれる。

例を挙げてみよう。取り上げるのは姿勢についてのイメージである。2004年に行われた調査[*1]で、一人の女子大学生（白のTシャツ、黒のパンツを着用）が椅子に深く腰かけて6種類の姿勢をとったモノクローム写真について、女子大学生を対象として、いくつかの点からイメージを測定した結果であり、表1がその一部である。

表1 姿勢のイメージ

視点＼姿勢	A	B	C	D	E	F
やさしい―こわい	2.98	5.55	4.13	5.43	4.83	4.13
かたい―やわらかい	4.78	2.48	2.13	3.40	2.30	5.80

姿勢は、A（脚を内股にし、手は膝に置く）、B（脚をがに股にし、手を膝に置く）、C（脚を揃え、手は膝に置く）、D（脚と腕を組む）、E（脚を揃え、腕は組む）、F（背を丸め、腕は横に垂らす）の6種類である。測定は7段階のSD法使用で、その視点を示す左項目から右項目にかけて1～7の得点を与えて平均を算出している。

こうしてみると、Aの姿勢は"やさしい"イメージがあり、Dの姿勢は"こわい"イメージのあることが分かる。同じ人物でも、

とる姿勢によって伝わるイメージが違うのであって、非言語的コミュニケーションの多様さを実感させられる。

色と形

非言語的コミュニケーションを視覚領域で抽象化してみると、色と形が主要な役割をもっていることが分かる。そこでここでは、それぞれについて例を挙げてみよう。色については、タイトスカートの色に関して 2000 年に女子大学生を対象に行われた調査がある[*2]。表 2 がその結果の一部で平均を算出したものであるが、表 1 同様、7 段階の SD 法尺度を使っているため、得点の与え方は同じである。「青紫」「黒」は"硬い"イメージなのだ。

表 2 色のイメージ

視点＼色	黒 (ブラック)	赤 (カーマイン)	さんご色 (ルージュ ・コラール)	くさ色 (グラス・ グリーン)	青紫 (ウルトラ マリン)	黄 (イエロー)	うす桃色 (モーブ・ ピンク)	紫 (パープル)
硬い─柔らかい	3.05	4.28	5.13	5.03	2.89	4.27	6.22	3.14
強い─弱い	2.74	2.38	3.98	4.13	2.62	3.24	5.62	2.54

形については、トイレの男女の表示に関する調査を紹介する[*3]。仮にトイレの入口に図形 1 や図形 2 が付いていたら、どのように判断するであろうか。その調査では図形 1 は女子大学生 50 人中 46 人が"女性"と判断し、図形 2 は同様の 50 人のうち 43 人が"男性"と判断した。色にしても形にしても、その判断の背景には文化があることに注意する必要がある。　　　　■福沢 周亮■

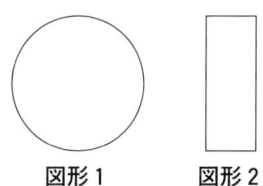

図形 1　　図形 2

◀引用文献▶
* 1　西岡佐和子　2005　ポーズによる対人イメージの分析（聖徳大学人文学部児童学科平成 16 年度卒業論文）
* 2　伊藤昌子　2001　衣服の形と色の関係の分析—スカートを中心として—（聖徳大学人文学部児童学科平成 12 年度卒業論文）
* 3　中山幸子　2000　女子大学生における記号行動の分析（聖徳大学人文学部児童学科平成 11 年度卒業論文）

3　コミュニケーションの手段

●－1　コミュニケーションの手段

コミュニケーションの基礎

　ことばを獲得し、他者とのコミュニケーションを円滑に行えることは、人間が社会の中で生きていく上で欠くことのできないツールである。人間は生まれた瞬間からコミュニケーションを始める。その主な手段は泣くことから始まり、その泣くという行動も徐々に分化し、多様な手段を用いて主たる養育者とのコミュニケーションの中でことばを獲得していく。言語的コミュニケーションの未熟な子どもたちは実に感情豊かである。彼らは泣き方・表情・身振り、そして体全体を使って意志の疎通を図ろうとするが、この手段の獲得には主たる養育者や保育者また身近な人々との相互作用が大変重要な役割を果たしている。養育者は子どもをよく観察し子どもの反応を待ち、またその反応に応じて適切に対応し、ことばかけを行う。そこには「伝えたい」また「理解しよう」とする気持ちが存在しており、その手段が未熟であっても心の通ったコミュニケーションが可能となる。つまり、ことばはコミュニケーションの手段ではあるが、それ以前に伝えよう・理解しようとする気持ちが重要で、これらがなければどんなに手段が優れていても円滑なコミュニケーションは図れない。コミュニケーション・ギャップが起こる時、その要因の多くはコミュニケーションの手段の不十分さや不適切さと同時に、伝えよう・理解しようとする気持ちの欠如が存在すると考えられるのである。❶

コミュニケーションの方法

　言語的コミュニケーションとは当然ことばであるが、その具体的な手段としては、口頭・電話・手紙・メールなどがあり、また言語の種類・方言の使用・話し方、さらに手話の使用など様々な方法がある。一方、非言語的コミュニケーションでは、身体動作・身体特徴・接触行動・近言語❷・プロクセミックス❸・人工物の使用❹・環境❺が挙げられる（ナップ）[*1]。こういったコミュニケーション手段の選択が適切であるか否かは人間関係に影響を及ぼす。児童を対象とした研究では、人気児群は相手からの働きかけに対して適切に反応し、フィードバックが多いことなどが明らかにされている（姜）[*2]。ことばと非言語的コミュニケーションは通常同時に相互補完的に用いられる。我々は聞き手の使用言語、年齢、性別、その時の状況などによって、どの言語を使用するか、どんな話し方をするか、またどのような方法でコミュニケートするかを常に選択する必要があるのだ。

■星野 美穂子■

◀引用文献▶
* 1　Knapp, M. L., 1978　牧野成一・牧野康子訳　1979『人間関係における非言語情報伝達』東海大学出版会
* 2　姜信善　1999　社会的地位による幼児の仲間に対するコミュニケーション・スキルの差異－エントリー及びホスト場面からの検討－「教育心理学研究」47,440-450

❶意志疎通の不十分さからくる障害、違った世代・文化間などの相互理解の欠如
❷泣く・笑う・間投詞などの発話に伴う形式的特徴
❸対人距離・着席行動などの空間の認知や使い方
❹化粧・服装・装飾品など
❺建築様式・インテリア・温度・標識など

3 コミュニケーションの手段

●−2 音　声

音声の特徴

　音声とは人間が思想、意図、感情などを表出し他者に伝えるために実際に音声器官を働かせて形づくる音をさす（高山[*1]）。音声を用いたコミュニケーションは利用しやすく、同時に即時性、双方向性、また心理的距離などの点でより親密なツールであると思われる。その方法としては口頭によるもの、電話によるもの、またテレビやラジオを通じて登場人物が発する音声などがある。実際のコミュニケーションでは音声と共に非言語的コミュニケーションも付加されることが多いため、その音声が聞き手に与える影響のみを明らかにすることは困難である。音声のみを取り上げようとする試みは主に音声学の分野で様々な分析が行われており、聞き手に与える影響としてはアクセントや強調、イントネーション、ポーズ、発話速度、区切り、ピッチ、呼吸のタイミングなどが指摘されている（杉藤[*2]）。

音声が聞き手に与える影響

　アクセントやポーズ、発話速度などが適切であるとして広く受け入れられているのはアナウンサーの声であろうが、必ずしもアナウンサーが話すような正しい発音や美しい声が聞き手にとって好ましい音声であるとはかぎらない。聞き手の年齢、性別、好み、また話題によっても好まれる音声は異なると思われるのである。そこでここでは、文字や非言語的コミュニケーションを除いた音声のみを、朗読という方法で用いた研究を取り上げてみよう。

　聞き手が女子大学生である場合、プロが朗読をするよりもむしろ

児童が朗読した音声の方がより親しみやすく感じられるようである（杉藤[*3]）。一方、明るいタイプ、暗いタイプの二種類の物語を朗読材料として、成人男性、成人女性、男児、女児というように異なる音声による朗読について児童を聞き手として行われた研究では、明るい物語、暗い物語双方において物語の明るさにマッチした成人の音声は、聞き手と同年代の児童の音声による朗読と比べて、より親しみやすく聴きやすいことが明らかにされている。また聞き手の性別によっても物語の感動や面白さの情動面に関する評価は異なっている（藪中[*4]）。これらの研究から、音声のみに注目したとしても、聞き手によってその受け取り方は大きく異なることが分かるのである。したがって、どんな場面でだれとどのようなコミュニケーションを行いたいかによって、少なくとも聞きやすい明瞭な声、ポーズをとる、発話速度などを意識する必要がある。さらにコミュニケーションにおける音声とは「話すこと」と同義で用いられる場合が多いため、話すという行為の前提には「聞くこと」が想定される。円滑なコミュニケーションにおいては、これらの相互作用が不可欠なのである。

■星野 美穂子■

《引用文献》
*1　中島義明他編　2000『心理学辞典』有斐閣（本書 p.747 の高山智行「音声」の項による）
*2　杉藤美代子　1994『日本語音声の研究 第一巻 日本人の声』和泉書院
*3　杉藤美代子　1996『声に出して読もう‐朗読を科学する‐』明治書院
*4　藪中征代　2002　朗読聴取に関する教育心理学的研究（聖徳大学大学院児童学研究科平成14年度博士論文）48-71

3 コミュニケーションの手段

●-3 文　字

文字の読みやすさと印象

　コミュニケーションの手段としての「文字」には、手紙・メール・申し送り・点字（触知文字）などがある。さらにマス・コミュニケーションでは新聞・書籍・雑誌・広告などが挙げられる。文字によるコミュニケーションについて次の3点を挙げてみよう。
　まず一つは可読性❶（readability）の問題である。この可読性は、文字の大小や色などからくる見やすさ（legibility）と、文の構造や単語の難易などからくる読みやすさ（comprehensibility）とに分けられる（阪本）[*1]。可読性を諸要因に分けずに総合的に測定する方法としてクローズ法❷が利用されている。
　次に文字から受ける印象である。書かれた言語の種類によって受ける印象はかなり異なる。日本では英語のイメージが良いようで様々な商品に英語が使用されている。また日本語で書かれたものでも文字の形、漢字か仮名か、また外来語の使用などの違いによって読み手の受け取る印象は大きく異なる。外来語を多く使ったカタカナによる文章はより明るく軽快なイメージを読み手に与える（福沢[*2]；井上・福沢[*3]）。

新しい文字の利用

　三点目は新しい文字の利用効果である。近年では従来、音声によって行われていたコミュニケーションが、その目的、状況、コミュニケートする相手との関係性などによって文字ツールが利用される場面が増えている。例えば、内容をより理解しやすくするためにテ

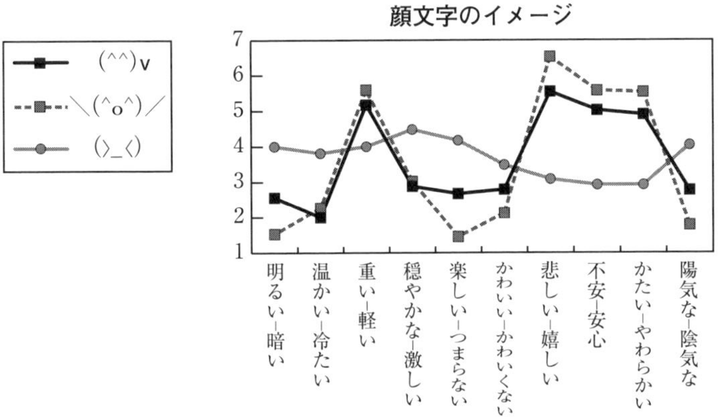

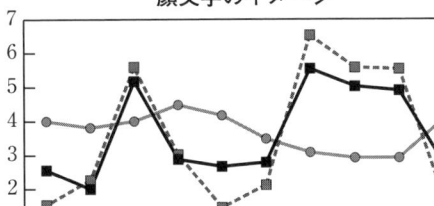

顔文字のイメージ

レビでも映像や音声のほかにスーパーインポーズを利用したり、文字を使用したものでも手紙からメールへと様々な場面で文字の利用法に変化が見られる。上記のものは女子大学生を対象にメールに添付された顔文字のイメージについて調査したものである（山本）[*4]。顔文字の使用はきつい表現をやわらげ、書かれた文字を強調する役割をもつ（井上・藤巻・石崎）[*5]。また、くだけた文体に顔文字が添付されることによって受信者は発信者に対してより外向的で友好的な印象をもつことが指摘されている（竹原・佐藤）[*6]。

■星野 美穂子■

《引用文献》
* 1 阪本一郎 1971『現代の読書心理学』金子書房
* 2 福沢周亮 1995『改訂版言葉と教育』放送大学教育振興会
* 3 井上尚美・福沢周亮 1996『国語教育・カウンセリングと一般意味論』明治図書出版
* 4 山本早紀 2003 顔文字の内在的意味の分析（聖徳大学人文学部児童学科平成15年度卒業論文）
* 5 井上みづほ・藤巻美菜子・石崎俊 1997 電子メール文における感情表現の解析システムについて - 感情表現の収集・分類・解析 -「電子情報通信学会技術研究報告」TL98-11,1-8
* 6 竹原卓真・佐藤直樹 2003 顔文字の有無によるメッセージの印象の違いについて「日本顔学会誌」3,83-87

❶可読性とは文章の難易度の客観的な測度をさし、一般的には読みやすさとも言われる。
❷Taylor,W.L.による方法。文章から一定の間隔で単語を抜き取り、その場所を被験者に推定させる。伏せ字のところが正しく復元されるほどその文章は読みやすいと判定される。
❸画面の端などに出てくる訳文、解説文、また画像と文字との重ね合わせなど。

3 コミュニケーションの手段

●-4 図・イラスト・写真

図・イラスト・写真とことば

　ことばと図・イラスト・写真、あるいは映像などがともに示されるということは、日常よく経験されることである。例えば、小説の挿し絵、電気製品の取扱説明書、新聞やテレビの報道など。これらの視覚的表現はいずれも、情報の受け手が、その情報を理解することを助けることを目的として、ことばとともに示される。ことばから得られる情報と視覚的表現から得られる情報とは同じではなく、我々はその両方を統合し、その上で、ある理解に至るのである。

　ことばと図などの視覚的表現との違いの一つは、情報の呈示の仕方にあると考えられる。ことばは、文字であれ音声であれ、時間軸にそって少しずつ呈示され、受け取る側は、部分をつなぎ合わせながら、全体を一つの流れとして把握していく（線条性）。一方、図などでは、対象を一目で見渡すことができ、その内容を全体的に把握することができる（現示性）。一般に、視覚的表現が「分かりやすい」と考えられているのは、このことに起因していよう。

図・イラスト・写真と理解

　主に文章理解に関して、図などを示すことが効果的であるということは、多くの研究で報告されている。文章の種類（物語文／説明文など）、表現方法（写真／線画／彩色画／模式図など）、図などが表す内容（文章の再現／象徴的表現など）、また、理解のどの側面に焦点を当てるかによっても、種々の検討がなされている。

　説明文の理解における図の有効性は、文章からの情報と図からの

情報とが相補的に働くためであると言われているが、そのためには、情報の受け手が図をうまく読み取り、それを利用しなければならない。図そのものの「分かりやすさ」とともに、受け手側にも図を「どのように読むか」という知識が求められる。[*1]

図・イラスト・写真と問題解決

　数学の時間。例えば図形の問題が出されて、これを解く時にまず行うことは「図を描く」ことではないだろうか。図形の問題ではよく、問題文とともに図が示されている。解答の際には、この図や自分で描いた図を用い、時には補助線を引きながら考えていくことが多い。見当違いの補助線を引いてしまい、自分が描いた図にとらわれて正解できなかったという経験をもつ人もいることだろう。

　数学に限らず、問題解決の場面で、ただ図を与えられるよりも自分で図を描く方が正解に至る率が高いことが分かっている。[*2] 図を描くということは、問題の要点構造を一望できるように外在化させ、そこに、自分のもつ知識に基づいた様々な操作を加えていくという作業である。この時、どのように、またどのような図を描くかによって、問題解決の成否が決まってくるものと考えられる。

図・イラスト・写真と説明

　日常的にもしばしば行われる図を用いて説明する場面では、ことばと作図とが（ほぼ）同時進行する。この時、情報の受け手にとっても、そこで何が行われているのかが了解されていなければならない。説明する側には、伝えるべき内容に関する相手の知識を想定すると同時に、図の読み方に関する知識をも想定することが必要であろう。

■吉田 佐治子■

《引用文献》
*1　岩槻恵子　2003　グラフの読解と利用における表示慣習知識の役割「読書科学」47.1
*2　荷方邦夫　2001　図を伴う問題の理解が類推的問題解決に及ぼす効果「読書科学」45.2

3 コミュニケーションの手段

●-5　表情・態度・動作

ことばによらないコミュニケーション

　自分の意思を伝えるのはことばだけではない。声の調子、視線、表情、姿勢、身振りなどもまた、多くのことを物語っている。

　ことばで伝わることと身体で伝わることとの間に矛盾がある時、我々は、身体から発するメッセージの方を真だと思うことが多い。ことばでは嘘をつけても、身体は嘘をつけないと信じているからであろう。この信念は、ことばは「覚えた」のに対し、身体の、例えば表情などは、「自然に」身についていると思われることに由来しよう。しかし、身体の「ことば」も、やはり「覚える」ものなのである。文化が違えば、身体を用いた表現方法が異なり、また、同じしぐさであっても別の意味を表すことは、よく知られている。

表　情

　表情は主に感情を表すものと解釈される。円滑なコミュニケーションのためには、自分の感情の適切な表出と相手の感情の正しい読み取りとが重要であり、表情は、この感情のやり取りにかかわる。

　相手の表情から、その感情を読み取るのは実は難しい。ある調査では、特定の感情を演技し、本人が確認の上、納得した表情を別の人たちに見せたところ、本人の「つもり」と他人の読み取ったものとの間には、大きな隔たりがあったという。[*1]

　現実の場面では、状況などから判断し、そう大きな読み間違いは起こらないと考えられるが、やはり、信頼しすぎるのも危険である。実際のところ、我々自身も表情を「つくる」ではないか。

態　度

「その態度は何だ！」というのは、叱責のことばである。そこでとがめられているのは、ことばで伝えた内容ではなく、そのことばを発する人の表情、身振り、姿勢、声の調子、ことばづかいなどが、その場の状況にふさわしくないという点である。

人は、自分の意思や感情を伝える時、それらしい態度をとる。例えば、謝罪の時には頭を下げる。受け手側も、相手がそのような態度をとることを求めている。これは暗黙の約束事である。その約束に違反しているように見える時、例えば丁寧な謝罪のことばを、昂然と頭を上げ、謝罪する相手の目を見据え、大声で口にすれば、たちまち上記のような反応が見られるだろう。あるいは、「謝罪」とは別のメッセージを送っているものと見なされる。

動　作

あるしぐさが、ある特定の意味をもつことがある。例えば、親指と人差し指でつくった丸は、日本においては「お金」を表す。口にするのがはばかられるようなことをしぐさで表すことも多いが、その文化に属する人には了解可能である。

このようなしぐさのほかに、話をしている時に自然に出る身振りがある。「別々に」と言いながら、くっつけていた両手を離したりする。これらは「自然に」出てくるように思えるが、やはり習い覚えたものであり、社会的なものである。人生のごく初期に視覚を失った人は、話しながら手を動かすことがほとんどないという[*2]。これは同時に、「相手を見る」ということが重要であるということも示していよう。

■吉田　佐治子■

《引用文献》
*1　Vargas, M. F. 1986　石丸正訳　1987『非言語コミュニケーション』新潮社（本書に引用のエルンスト・バイエルらの調査）
*2　佐々木正人　1993「発話にともなう手振り」の現れと視覚的他者　「発達心理学研究」4.1

3 コミュニケーションの手段

●-6 接　触

人に触られることの不快

　人に触ることは、無礼なこととされる。人に触られて愉快な気持になることも少ない。日本の社会は、身体的接触を特に嫌う文化であると言われる。ごくごく親しい間柄以外では、身体に触ったり、触られたりということはまれであり、それも公の場では控えられる。

　このような「非接触型」の社会である日本で、満員電車が（あきらめをもって）受け入れられているのは不思議に思える。野村は、[*1]「日本人の文化が非接触的であるという事実の裏返しとして、身体接触がたいてい無意味である」こともその一因と述べている。「身体接触がたいてい無意味」な文化の中での意図的な（と思われる）接触は、そこに意味を見い出さざるを得ず、不快に感じられるのかもしれない。

子どもの発達と身体的接触

　このような文化の中で、身体的接触がほぼ無制限に許されている存在がある。小さな子どもである。子どもが小さい時、親を中心とした周りの大人は、なでさすり、抱きしめ、おんぶし、一緒に入浴し、同じ布団で寝る。ふんだんな身体的接触がある。ハーロウの有名な実験❶を持ち出すまでもなく、このようななかで小さな子どもは安心し、自分の存在と親の愛情を感じることができる。

　残念なことに、このような時期は長くは続かない。子どもがある年齢になると、「もう大きいのだから」と言われながら、徐々に、あるいは急激に身体的接触が減少していく。母親の乳房を触って叱

られる。だっこをせがんでも拒まれる。こうして思春期になるころまでには、人に触ることは「いけない」ことだと知っていく。同時に、人に触られることも不快なことだと認識していくのである。

人に触られることの快

しかしながら、小さいころの身体的接触から得られた満足感、充足感は忘れがたい。本来的に、肌へ触られること、触ることは快の経験である。大人になり、人に触ることが「いけない」ことだと分かっていても、その欲求が消えることはないだろう。

近年、「癒し」がちょっとしたブームであり、様々な商品が出回っている。その中で、触覚にかかわるものはかなりの数に上る。また、各種のマッサージや理髪店・美容院、エステティックサロン、ネイルアートの店など、自分の身体を他人に預ける専門の場所が、新旧織り交ぜて隆盛である（ヴァーガス*2はこれらの職業に携わる人を「公認の『触り屋』」と呼んでいる）。

人に触られることは安心を生む。「落ち込んだ」時、黙って背中をさすられて慰められたという経験はだれにでもあるだろう。逆に、肩を落とした人を見かけると、手を伸ばしたくなる。

しかし同時に、相手との関係により同じ行為が、異なる意味になることにも注意する必要がある。肩をたたくことが、教師から学生へ、同性の友人間で、警官から容疑者へでは、違った意味をもつ。今触ろうとしている相手が、自分にとってどのような立場の人なのかを見極めないと、自分の意図とは全く逆のメッセージを伝えかねない。

■吉田 佐治子■

《引用文献》
* 1 野村雅一　1996『身ぶりとしぐさの文化人類学―身体がしめす社会の記憶―』中央公論新社
* 2 Vargas, M. F. 1986　石丸正訳　1987『非言語コミュニケーション』新潮社

❶生後すぐに母親から引き離された子ザルは、哺乳の有無にかかわらず、針金製の代理母親よりも布製の代理母親を好んだ。

4 コミュニケーションの役割と効用

●-1 コミュニケーションの役割と効用

人間関係を築く土台

　我々はコミュニケーションによってお互いの意志疎通を可能にしている。場をともにしている時も、遠く離れている時も、相互に理解し合うために、自分の考えていること、感じていること、知識などの情報を交換し合っている。遠くにいる家族を心配してかける電話も、会議で重要なことを検討する時も、国レベルの関係を調整する時もすべてお互いの情報を交換し合って意志疎通を図っている。つまり送り手と受け手の間でお互いの情報を交換し合って初めてコミュニケーションが起こり、それによって相互理解が生まれ、人間関係が成り立っていくのだ。その意味で、コミュニケーションの重要な役割は人間関係を築く土台を作ることと言えよう。

理解し合うための手段

　相手に伝えたいと思うことを、ありのまま伝え合えることがコミュニケーションの基本である。一方通行ではなく、必ず送り手から受け手へ、受け手から送り手へ相互に行き来することでコミュニケーションが進んでいく。相手に伝えたいことを、直接会って伝えることもあるし、電話やメールのように通信機器を通して伝えることもある。直接会うことができる状況であれば、送り手の声によって伝えられることばがその内容を伝達してくれる。そして、送り手の表情や声の調子などによって、伝えたい内容とともに送り手の様々なことが伝達されていくのだ。メールであれば文面のほかに絵文字で送り手の微妙な気持ちのニュアンスを伝えることもできる。この

ようにお互いに伝え合おうと意図するコミュニケーションによって、相互理解が可能になる。

コミュニケーションがズレる時

多くの場合、送り手である自分の考えていることや感情が、受け手である相手に伝わり、理解してもらいたいと願っている。しかし、残念なことに時には伝えようとする送り手の意志も内容もずれて伝わってしまうことがある。誤った情報が伝達されること、つまり送り手の伝えたい情報が伝達されずに、意図しない情報が受け手に伝達されることがある。相手のためを思ってしたアドバイスが余計なおせっかいとして伝わったり、親切のつもりがただの干渉に感じられてしまうことさえあるのだ。このような小さなズレや誤解がもとで人間関係がこじれてしまうこともある。

ズレを訂正するのもコミュニケーションの役割

しかし、コミュニケーションはその誤った情報を訂正する役割ももっている。小さな情報のズレや間違いを発見しそれを伝達することで、新たに訂正した新しい情報を伝達することも可能である。それによってその後のこじれやミスを予防することもできるのだ。

相互にコミュニケーションすることをやめてしまえば、そこには人間関係は成立しない。すべての関係はコミュニケーションの積み重ねによって築かれていくのだ。

■沢崎 真史■

4 コミュニケーションの役割と効用

●-2 気持ちの交換

分かってほしい私の気持ち

　我々の心の中には様々な気持ちがある。久しぶりに懐かしい友達から電話をもらって楽しいひと時を過ごせた時に感じるほのぼのとした気持ちや、せっかく楽しみにしていた旅行に行けなくなってがっかりした気持ちのように、比較的心の表面に引き起こされる気持ちもあれば、もしかしたら病気かもしれないと不安におののいたり、憎しみのように心の奥深くで流れている気持ちもある。人間にはどんな時も様々な気持ちが動いている。

　人は他者と話す時、自分の気持ちを分かってほしいと願っている場合が多い。もちろん心の奥にそっとしまっておきたい気持ちもあるが、多くの場合は分かってもらうことを期待している。他者に分かってほしいことは、客観的な内容だけではなく気持ちも大切な要素である。

分かってもらえたと感じる時

　病気に苦しむ時、どんなに正しい診断や治療法などの情報が提供されたとしても、その時の不安は拭い去られることはない。病名や治療方針などが頭で理解できても、病気への不安がある限り、患者は孤独である。孤独を感じている時にはコミュニケーションは存在していない。ただ一人その不安と闘わなければならないのだ。そのような時に傍らにいる人にその不安や心細さを受け止めてもらえると、人は「分かってもらえた」と感じホッとする。人はそれまでの孤独から解放され、その時に感じた大きな安堵は、その人への信頼

へとつながっていく。そして、他者への信頼は自分の心を開いていく大きな力となるのだ。

分かってもらえないかもしれない

　気持ちを分かってほしいと思う反面、自分の気持ちを表現することはなかなか難しい。人の気持ちは一言で表現できるほど単純ではないし、自分の心に流れる気持ちを当の本人でさえもつかめきれないほど、複雑な時がある。分かってほしいと願う気持ちとそんなに簡単に分かってほしくないという気持ちがぶつかり合うようなことさえある。そして、それをことばに出して表現する時には勇気が必要である。なぜなら、そこには「せっかく話しても分かってもらえないかもしれない」という不安があるからだ。「こんなどろどろした気持ちを聞かされても困ってしまうだろう」と思ったり、「こんな不思議な気持ちを聞かされても分からないだろう」と思ってしまうのだ。

気持ちは変化するもの

　人との間に起こる気持ちは変化するものである。相手の気持ちを理解できた時、受け手である自分の気持ちも変化する。たとえ、初めて会った時にはよく分からなかったり否定的だった気持ちも、コミュニケーションが進み、かかわりが深まっていくうちに変化していく。変化していく気持ちをあきらめないで伝えていくこと、そして相手の気持ちを受け止めていくことでかかわり続けることが可能になる。気持ちを伝え合えると、関係が深まっていくのだ。

■沢崎 真史■

4　コミュニケーションの役割と効用

●－3　情報の交換

情報とは

　コミュニケーションの第一の役割は、情報の交換である。したがってコミュニケーションによって伝達し合う情報は、我々が相手に伝えたいと思う事実、知識、技術、感情など様々なこと、見えることも見えないことも、具体的に文字やことばで表現されたことも表現されないこともすべてが含まれる。

分かるように伝えること

　コミュニケーションによって情報を伝達する時、送り手が伝えたいと思うことを受け手も同じように理解できていることが必要である。送り手が正しい情報を伝えようとして高度な専門用語を並べて説明しても、受け手が難しすぎて理解できなければそこに情報の伝達は成り立たない。送り手が分かりやすい日本語で説明しても、受け手が日本語を全く理解できない人であれば伝達することができない。つまり、送り手と受け手との間に共通に理解するための媒介が必要になる。相互の文化的背景や言語的背景、価値観などが違えば違うほど、相手に分かるように伝えなければ伝わらないのだ。

情報を共有するための基盤

　人は意志疎通のできない状態から抜け出すために、共通に使える言語を生み出した。そして、世界に共通する単位も生み出した。それによって様々な概念も共有することができるようになった。

　例えば「少し」というあいまいな表現も、5cmなのか5ccなのかというように「どのように少し」なのか表現できるようになった。

受け手がその情報の意味する内容を理解できて初めて、その情報を理解することが可能になるのである。

情報の交換

送り手から情報が伝達され、受け手がそれを受け止めると、それに反応して新たな情報が送り手に戻る。例えば、下記の会話のように、医師（送り手）の発言に対して、看護師（受け手）が発する情報によって、医師に新たな判断が加わりその対応が変化する。

　医　師（送り手）「今日は予定通りの検査をしよう」
　看護師（受け手）「でもAさんは朝から38.0℃の熱があります」
　医　師（送り手）「では無理をしないで、明日に変更しよう」

ここには送り手である医師と受け手である看護師の間に、検査の実施に関する共通理解の前提がある。検査当日の患者の状態に対する判断がその日の検査に影響を及ぼすという共通理解があるからこそ、最低限の情報交換で正しい判断が可能になるのだ。しかし、多くの場合この基盤となる共通理解が不足しているために、誤解が生じてしまうことがある。その誤解がその後の大きなマイナス要因となることが多いのだ。したがって、コミュニケーションを成立させるために的確で正しい情報が交換されること、それによって共通理解が成立し、それが土台となってさらに確かな情報交換ができるのだ。

■沢崎 真史■

4 コミュニケーションの役割と効用

●−4　相手の理解

「きく」こと

　私たちがだれかのことをよく知りたい、理解したいと思う時、相手の表面的なことより内面的なことを知りたいと思っているものである。内面的なこと、つまり相手の気分や感情、思考、性格などを理解するためには、言語的コミュニケーションを行う必要があり、特に「きく」コミュニケーションが重要である。

　対話はキャッチボールと言われるように、一方が話し手になれば他方が聞き手となり、話し手と聞き手が随時入れ替わりながら対話が成立している。「きく」役割は、ただ黙って何もしないわけではなく、話し手の方を見ること、タイミングよく相づちを打つこと、うなずくことといった、非言語的コミュニケーションも同時に行っている。「きく」コミュニケーションではこの視線・表情・身振りなどを適切に使用することがポイントとなるだろう。

　また、内面的なこと、特に本人にとって重要なことは、だれにでも気やすく話せるものではない。聞き手は、話し手が安心して自由に思いを語れるような雰囲気づくりに努めることも重要になる。

相談しやすい雰囲気

　実際、私たちはどのような人になら悩みを打ち明けたいと感じるのだろうか。具体的な例で考えてみよう。

　あなたが学校（職場）をやめたいと悩んでいるとする。二人の異なる雰囲気をもつ友人がいて、予想される反応が次のようなものだとする。あなたならどちらの友人に打ち明けたいと感じるだろうか。

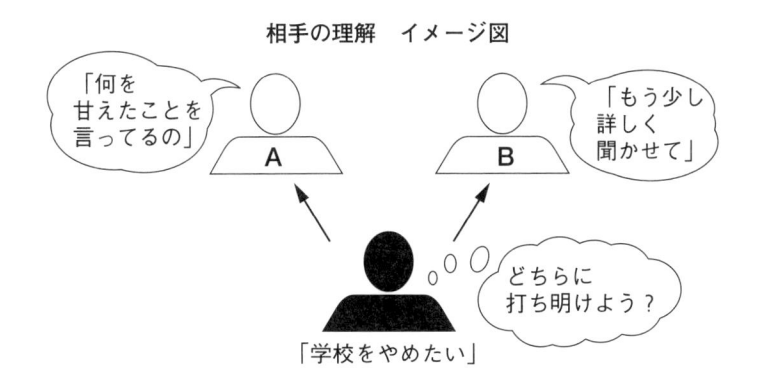

4 コミュニケーションの役割と効用

相手の理解　イメージ図

「何を甘えたことを言ってるの」A

「もう少し詳しく聞かせて」B

どちらに打ち明けよう？

「学校をやめたい」

あなた「学校がつまらない。やめたい」

友人A「何を甘えたことを言ってるの。せっかく頑張ってきたのに、やめるなんてもったいないよ」

友人B「そうなんだ…。つまらないって、もう少し詳しく聞かせてくれる？」

　筆者が、専門学校の学生約400名にこの質問をしたところ、9割以上がBを選択している。Aの反応は悩みに対する評価・助言であり、Bの反応は受容・共感である。人によっては助言がほしいと考える場合もあるようだが、まずは受け止めてもらえる安心感を重視する人が圧倒的に多いのである。その点で、Bの態度は非難や拒否の不安が少なく、相談者にとって、より安全に感じられるのである。

　クライエント中心療法の提唱者ロジャーズが、セラピストの態度として自己一致、感情移入的理解、無条件の肯定的な配慮を重視したように、私たちは、評価や助言をしてくれそうな人より、悩んでいる自分に共感してくれそうな人に相談してみようと思う傾向があるものと考えられる。

■宮本 智美■

《引用文献》
*1　Rogers, C. R. 1959　伊東博編訳　1967　クライエント中心療法の立場から発展したセラピィ、パースナリティおよび対人関係の理論『ロージァズ全集8 パースナリティ理論』岩崎学術出版社

4 コミュニケーションの役割と効用

●-5 人間関係の維持

人間関係とコミュニケーション

　初対面の人とコミュニケーションをとろうとする時、いきなり「今いる会社がつぶれそうなんです」「先日の人間ドックで癌が見つかりましてね」などと話しかける人はいないだろう。通常は、「今日は久しぶりにいいお天気になりましたね」「ここはいつも混んでいますね」などといった、「今」「ここ」でのあたりさわりのない話題を選ぶものである。そして徐々に、出身地や趣味などについて質問をしたりして、相手がどんな人間なのかを手探りしながら、良好な人間関係を築いていこうとする。

　ある程度親密になり相互の信頼関係ができてくると、コミュニケーションの内容が、それまでの表面的なものから内面的なものへと変化してくる。すなわち、家族や自分の性格、あるいは気持ちといった、内面の深い部分に触れる話題が増えてくるのである。

　このように人間関係が親密になるにつれ、関係の発展・維持には、ことばを用いて自分自身の情報を相手に伝えるというコミュニケーション、すなわち自己開示が重要な役割を果たすようになる。お互いに自己開示を交換することで、それぞれがどんな人間かについての認識を深めたり、趣味や関心が似ているかどうかや、価値観や考え方に共感できるかどうかなどを判断する材料を得ることができる。

適切な自己開示

　ただし、自己開示をすればするほどよいというわけでもない。自

己開示が相手に好意的に受け取られるためには、社会規範や役割期待において適切な内容であること、開示のタイミングや相手を選ぶこと、自慢ばかりあるいは否定的な面ばかりを話さないこと、聞き手が他者への関心が高い人であること、などが重要であるという。[*1]

　また自己開示の返報性といって、私たちは相手が表面的な自己開示しかしなければ自分も表面的にしか自己開示せず、相手が深い自己開示をすれば自分も深い自己開示をするという傾向をもっている。

　ジュラードとジャッフェの行った実験[*2]によると、20種類の話題について実験者と被験者に交互に自己開示をしてもらった際、実験者の自己開示の仕方を、①すべての話題で自己開示量が多い、②すべての話題で自己開示量が少ない、③前半の話題では自己開示量が多く後半は少ない、④前半の話題では自己開示量が少なく後半は多い、の4通りで行った結果、被験者は実験者の自己開示の仕方に応じる形で自己開示を行うことが分かっている。

　この返報性を無視して一方的な自己開示をすることは、相手に戸惑いや嫌悪感を引き起こすことはあっても、好意的に受け取られることは少ないのである。

　自分のことを相手に伝えるコミュニケーションでは、関係の進展に役立つ内容かどうか、あるいは相手に負担をかける内容でないかどうかなども考慮した上で、上手に自分のことを相手に伝えたいものである。

■宮本　智美■

《引用文献》
* 1　中村雅彦「関係深化とコミュニケーション」諸井克英・中村雅彦・和田実　1999『親しさが伝わるコミュニケーション―出会い・深まり・別れ』金子書房所収
* 2　Jourard, S. M., & Jaffe, P. E. 1970 *Influence of an interviewer's disclosure on the self-disclosing behavior of interviewee* Journal of Counseling Psychology 17, 252-257

4 コミュニケーションの役割と効用

●−6 相手の説得

説得のコミュニケーション

　人それぞれ考え方が違うのは当然ではあるが、時には相手に態度や行動を変えてもらうよう働きかけることもあるだろう。「主として言語的手段を用いて、態度や行動を特定の方向に変容させようとする行為」[*1]（深田）を説得といい、そこで行われるコミュニケーションを説得的コミュニケーションと言う。

　これまでに、相手を効果的に説得しようとする時にかかわる様々な要因について検討されてきているが、ここでは特に重要と思われる説得者の信憑性を取り上げる。信憑性とは、専門度と信頼性（自分より相手の利益を優先するかどうか）を含んだ概念である。ホヴランドとワイスによる、説得者の信憑性の効果を検討した有名な実験[*2]を紹介しよう。

　彼らは、二つの大学生グループに対し、一方には信憑性が高い情報源からの説得文を、他方には信憑性が低い情報源からの説得文を読ませた。用いた論題は、①抗ヒスタミン剤は引き続いて医師の処方なしに販売されるべきか、②現在、実用的な原子力潜水艦を建造することができるか、③鉄鋼工業は現在の鉄鋼不足に対して非難されるべきか、④テレビの出現で映画館数は減少するか、の4つであった。説得文を読む前後に行った質問紙の意見調査の結果、4つの論題における意見変化を平均すると、信憑性の低い情報源による説得よりも信憑性の高い情報源による説得の方が、説得の方向へ意見を変化させる効果が高いことが分かった（表）。

表　説得による意見変化

	信憑性が高い		信憑性が低い	
	事例数	％	事例数	％
抗ヒスタミン	31	22.6	30	13.3
原子力潜水艦	25	36.0	36	0.0
鉄鋼の不足	35	22.9	26	-3.8
映画館の将来	31	12.9	30	16.7
平　均	122	23.0	122	6.6

平均の差は 16.4％、1％水準で有意差あり。HovlandとWeiss（1951）より

　この実験は、説得的コミュニケーションで用いられることばは同じにもかかわらず、コミュニケーションの送り手が異なることで、受け手の評価が異なるという事実を示していると言えよう。

> 説得への抵抗

　さて、説得はいつもうまくいくとはかぎらない。思うように態度が変わらなかったり、かえって逆の方向に態度を変えてしまうといった抵抗が生じることがある。この説得への抵抗を説明しようとするものに、ブレームらの提唱した心理的リアクタンス理論がある。[*3]人は自分の態度や行動を自由に決定できると考える時、それが説得により制限されたと感じると自由を回復するために説得に抵抗したくなる、というものである。このことは、説得といっても考えを強引に押し付ける方法ではうまくいかないことがあり、あくまでも相手の自由意思を尊重することが前提になるということを示唆していると考えられる。

■宮本　智美■

《引用文献》
* 1　小川一夫監修　1995『改訂新版社会心理学用語辞典』北大路書房（本書 p742 の深田博己「説得」の項による）
* 2　Hovland, C.I. & Weiss, W. 1951 *The influence of source credibility on communication effectiveness* Public Opinion Quarterly 15, 635-650
* 3　今井芳昭　1996　『影響力を解剖する』福村出版

[Ⅱ] ことばと人間のかかわり

1 ことばを使うことの意味

シンボルを操る動物

　生まれたばかりの新生児は、ことばについては白紙の状態にある。しかし、成長するにつれて、周囲のことばを理解したり、周囲にことばを使って働きかけたりするようになる。成長とともに理解することばも使用することばも増え、より複雑な構造のことばを理解したり使用したりするようになる。感情や意思を伝える範囲や行動の範囲も広がって、徐々に社会に、また、その社会がもつ文化に参加できるようになる。カッシーラー[*1]は、人間を「シンボルを操る動物」と指摘しているが、人間はことばを獲得することによって「人間」になると言えるだろう。ことばを使うということは人間としての生活をすることを意味している。

ことばの機能

　人間は、ことばにどのような役割を与えているのだろうか。キャロル[*2]によれば、ことばの主要な機能は「個人個人がお互いに伝達し合う反応のシステムとしての機能（個人間伝達）」と「個人の思考や動作を容易にする反応のシステムとしての機能（個人内伝達）」で、コミュニケーションが挙げられている。
　しかしながら、現在、一般にはコミュニケーションの機能と思考の機能の二つを挙げる場合が多いので、ここでもこの二つを採ることとし、ルリア[*3]が、コミュニケーションと思考だけでは不十分で行動調節の機能を加えていることを付記しておく。

サピア＝ウォーフの仮説

　サピア＝ウォーフの仮説とは、サピアとウォーフによって提出された考え方で、ことばの構造がそれを使用する者の思考過程また

は認知の仕方に影響するというものである。

　サピア[*4]によれば、「人間は自分たちの社会にとって表現の手段となっているある特定の言語に多く支配されているのである。……事実は『現実の世界』というものは、多くの程度にまで、その集団の言語習慣の上に無意識的に形づくられているのである。……」である。ウォーフ[*5]によれば、「……いかなる個人といえども自然を絶対的な中立的な立場から描写することができず、自分では全然そうではないと思っていても、実はある種の解釈の仕方を強いられるということである。……すべての観察者は、その言語的背景が同じであるか、または、何らかの形で統一化され得るようなものでないかぎり、同一の物理的現象から出発しても同一の宇宙像を描くとはかぎらない、という主張である。……」である。

　ただし、サピア、ウォーフともに、はっきりした形で仮説を出していないこともあって、明確でない点がある。しかし、ことばを使うことの意味を考える上で取り上げておく必要が認められる。

■福沢　周亮■

《引用文献》
* 1　Cassirer, E. 1944　宮城音弥訳　1997『人間』岩波書店
* 2　Carroll, J.B. 1964　詫摩武俊訳　1972『言語と思考』岩波書店
* 3　Luria,A.R. 1962　山口薫・斎藤義夫・松野豊・小林茂訳　1979『精神薄弱児』三一書房
* 4　Sapia,E. 1929　池上嘉彦訳　1995『文化人類学と言語学』弘文堂
* 5　Whorf,B.L. 1940　池上嘉彦訳　1995『文化人類学と言語学』弘文堂

2 ことばとコミュニケーション

言語的コミュニケーションが難しい場合

　言語的コミュニケーションの成立条件については先に取り上げているので、ここでは、言語的コミュニケーションの成立が難しい場合を取り上げる。

　人は、一般に特別の働きかけをしなくても話すようになり、小学校に入るまでには、日常生活の不便を感じないだけの聞く能力や話す能力を身に付けるため、話しことばの能力を付けるということは、あまり意識されない問題であろう。

　しかし、旅行をしたりしてほかの地域の人たちと交流すると、自分の使っていることばが時に通じない経験をするようになり、ことばについて、意識させられることになる。同様の問題は、世代が違ったり、職業が違ったりする場合にも起こるであろう。

　外国旅行での日本語が通じない経験は極端な例としても、日本の中でも、なかなか話が通じない場合が認められる。典型的な例は方言であるが、流行語もその例になる。以下は1981年の時点で作者が「この2、3年の流行語を意識して使って書いたもの」の一部である。[*1] 流行語とはいえ、恐らく当時でも、これらの流行語を使っていない年齢層では、うまく通じなかったのではあるまいか。

　　「ディスコをのぞいたら、キャバスケとか、ニコニコ離婚をしたばかりのおばんとか、いちおうナウッちいギャルとか、トラボってた。なかには、いまいち通り越して日光の、ださいポテトチックもいて、おれはとたんにしらけた。腹がへったが金がないので、きょうもまた、うなだれ定食でがまんニングという犬の卒倒。……」

[2] ことばとコミュニケーション

ことばに内在する問題

　言語的コミュニケーションの成立が困難ということに関して、ことばに内在する問題があるので取り上げておく。同じ地域で同じことばを使っていても、次のような問題が起きるのである。

　図形1～3を見てほしい。そして、これらをことばに直してみてほしい。これらの図形を見ていない人が、これらを再現するには、どのようなことばを使ったらよいだろうか。

　図形1は、1辺が3cmの正方形で、ことばの側に明確に図形と対応する語がある。そのため言語化は簡単で、もちろん相手によるにしても「これは1辺が3cmの正方形で、中が黒く塗ってある」となる。ところが、図形2、図形3では、図形に明確に対応する語がないため大変言語化が難しい。仮に図形2についてなんらかの言語化ができても、図形3と区別して言語化するのは容易ではないだろう。事実の世界とことばの世界は、それぞれが独立していて必ずしも対応していないため、こうしたことが起きるのである。

図形1

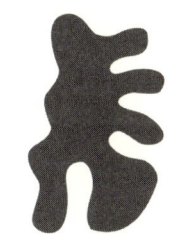

図形2

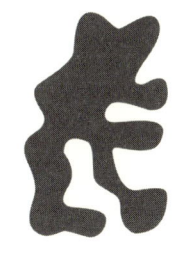

図形3

■福沢 周亮■

◀引用文献▶
＊1　川崎洋「流行語」(「毎日新聞」1981.10.25)

3 ことばと思考

思考が先か、ことばが先か

　ことばを使って考える場合、思考が主でことばが従なのか、それとも逆にことばが主で思考が従なのだろうか。

　前者なら、まず「考える」という働きがあって、それがうまく能率的に働くように「ことば」という道具を使うことになる。思考の実体はほかにあって、それをできるだけそのままうまく表現するために「ことば」を使うのである。

　後者では、あることばを使ってものを考えようとすると、それによって思考が制限を受けるという考え方である。例えば、「昨日どこへ行ったの」と聞かれて、日本語では「紀伊国屋に本を買いに行った」と答えるだろう。しかし、英語では同じようには考えられないのである。この場合の「本」は日本語では具体的なイメージのない「本というもの」に近いが、英語では、必ずそれが1冊なのか2冊以上なのかを言わなければならない。英語を母語としている人は、数えられるものについて考える時には、最初から単複を考えなければならず、ことばによって考えが制約を受けているのである。このことばが主で思考は従であるという考え方を推し進めたのがアメリカの言語・人類学者サピアと言語学者のウォーフで、彼らの言語相対性仮説は、それぞれが同じような仮説を提起したために、まとめて「サピア＝ウォーフの仮説」として知られている。

　また、思考とことばは主になったり従になったりして、互いに影響を与えながら機能しているという考えも出てくるだろう。いずれにせよ、ことばと思考の関係については、まだ結論が出ておらず、様々な現象を基に研究が続けられているのである。

内言と外言

ことばと思考の関係を問題にする時、よく取り上げられる論争に、ピアジェ[*1]による自己中心語の研究とそれに対するヴィゴツキー[*2]の批判がある。

ピアジェは、幼児が自由遊びの場面などで、コミュニケーションを目的としない独り言をよく言うことに注目した。例えば、絵を描きながら「すっごく大きいんだよ」などと言うことである。ピアジェは、このような幼児の非社会的な言語活動を自己中心語（反復、独語、集団的独語）と呼んだ。そして、幼児が徐々に社会化されるにしたがって、ことばは自己中心語からコミュニケーションの道具（社会的言語）として主に使用されるようになると考えた。

これに対して、ヴィゴツキーは、もともとことばは伝達の手段としての働きをもち、それが内化されて、思考のための道具に分かれていくと考えた。前者を外言（発声を伴うことば）、後者を内言（発声を伴わないことば）という（図1）。また、ヴィゴツキーは、幼児期の独り言を内言の原型であると考えた。内言は5～6歳ごろからしだいに形成され、論理的思考を可能にする言語の中心的機能である。今では、ヴィゴツキーの考え方が有力である。

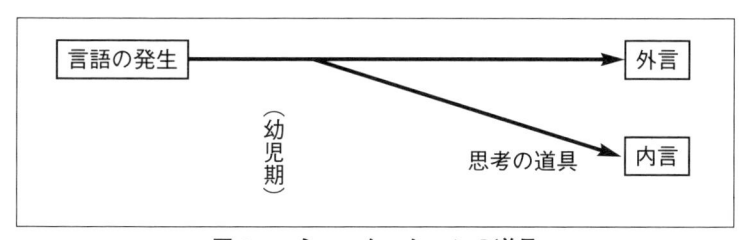

図1　コミュニケーションの道具

■藪中 征代■

《引用文献》
*1　Piaget, J. 1936　大伴茂訳　1954『児童の自己中心性』同文書院
*2　Vygotsuky, L. S. 1934　柴田義松訳　1962『思考と言語』明治図書

4 ことばと知識

知識の種類

　我々の頭の中に蓄えられている知識は、視覚的イメージであったり、感覚の記憶であったり、ことばであったりと様々である。

　では、ここで自転車の乗り方をことばで説明してみてほしい。「……サドルに腰掛け、右足でペダルを踏み……」と、そう簡単にはことばで説明できないことが分かる。我々は多くの知識をもっており、その知識はそのことを尋ねられればことばで表現できるかのように思われるかもしれない。しかし、自転車の乗り方のように、ことばではなかなかうまく表現できないけれど、間違いなく「知っている」と言える種類の知識もある。

宣言的知識と手続き的知識

　上記のような人間の知識は、宣言的知識と手続き的知識の二つに分けて考えることができる。宣言的知識とは、主に意識的に想起したりことばで言い表すことのできる事実や出来事に関する知識である。例えば、「ネズミは動物だ」、「日本の首都は東京である」というような一般的な知識や「夏休みにおばあちゃんの家に行ってスイカを食べた」、「私は先週、東京ディズニーランドに遊びに行った」というような個人の経験したエピソードなどがこれにあたる。

　一方、手続き的知識とは「やり方」に関する知識である。例えば、自転車の乗り方や箸の使い方、あるいはピアノの弾き方のようなことばでは説明しにくい知識である。通常その内容は詳細に言語化することが難しいし、教わったからといって、直ちに自分のものとはなりにくいものである。その手続き（身体や概念の操作）はそのものに埋め込まれており、記憶の有無は実際にその技能を発揮させて

みて、その巧緻の程度で判断できるのみである。しかも、その獲得には長い反復練習が必要であって、長い時間がたつうちに自然と上達する。すなわち、「習うより慣れろ」のタイプの知識と言える。

技能学習

宣言的知識と手続き的知識の区分がいち早く明示されたのは情報科学の領域である。そこで最も引き合いに出されるのは、アンダーソンの理論[1]である。アンダーソンは人間の技能学習の過程を3つの段階に分けている。

第一段階は宣言的段階である。どのような技能も最初に学ぶ時には、人から教わったり説明書を読んだりすることで、宣言的知識として獲得する。そしてその技能を行う際には、学習者は自身がなすべき動作や活動を意図的に想起し、解釈して、実行に移す。

第二段階は、知識の翻訳の段階で、知識を何度か繰り返して使用した結果として、一つひとつの動作の内容を想起・解釈しなくても実行できるようになる。これは宣言的知識が手続き的知識へと変換されるからである。

そして、第三段階は手続き的段階で、手続き的知識が何度も何度も実行されることによって、徐々に効率的なものへとつくり変えられていくのである。ここでは技能は自動化されており、意識的に想起したり解釈したりする必要がなくなるのである。

■藪中 征代■

◀引用文献▶
[1] 都築誉史編　2002『認知科学パースペクティブ―心理学からの10の視点』信山社

5 ことばとパーソナリティ

ことばとパーソナリティの関係

ここでは、パーソナリティを知るのにことばは手掛かりとなるか、ことばにパーソナリティは表れるかについて取り上げる。

パーソナリティを測定するために、「面接法」「テスト法」を用いることがある。「面接法」は、主にことばを媒介にして対象のパーソナリティの理解を図る方法である。「テスト法」では、一般に、質問紙法（例：Y－G性格検査）、作業検査法（例：内田クレペリン作業検査）、投影法（例：ロールシャッハテスト）がある。これらのテストでは、手段としてことばを使っており、ことばを手掛かりにしてパーソナリティを測定している。したがって、ことばとパーソナリティとの間に少なからず関係があると言えよう。

文章のスタイルとパーソナリティ

文章を読んで、読者は文章の性格からその文章を書いた人のパーソナリティを推し量ることがある。文章を読むということは、その内容を理解するばかりでなく、それを書いた人を「知覚」することでもある。間違いの多い文章を見ると、ぞんざいな人を想像し、立派な文章を見ると、立派な人を想像しがちである。このことを波多野完治は次のような二つの文章を例に挙げて説明している。[*1]

　　座敷のなかに此二句を点じた丈で、後は故のごとく静かになる。所へ鯉がぽちやりと又跳る。池は東側で、小野さんの背中に当る。小野さんは一寸振り向いて鯉がと云はうとして、女の方を見ると、相手の眼は南側の辛夷に注いてゐる。

　　壺の如く長い瓣から、濃い紫が春を追ふて抜け出した後は、残骸に空しき茶の汚染を皺立てて、あるものはぽきりと絶えた

萼のみあらはである。　　　　　　　（夏目漱石『虞美人草』）

　この文章は大変凝ったものであることにより、これを書いた人も、とても凝った人だと認知するという。では、次の文章を読んでみてほしい。あなたはどのように感じるだろうか。

　　人類はよく木にたとえられる。このたとえは人類の生長を語るのに適当なたとえである。木が健全に生長するには、おのおのの枝や葉が健全に生長しなければならない。それにはまず自己を健全に生かさなければならない。自己を生かすことに不忠実な人は人類愛に背いている。しかし同時に他の枝や葉の生長を害してはならない。それを害することは人類に不忠実になる。
　　　　　　　　　　　　　　　　（武者小路実篤『人類愛について』）

　この文章の終わりのあたりでは、木の生長と人間の成長とを混同しており、とても無造作に書かれた文章である。したがって、この文章からはとても率直な人柄が想像できると言う。

書字とパーソナリティ

　書字とパーソナリティとの関連について、YG性格検査を用いて、大学生50名を対象とした調査がある[*2]。その結果、パーソナリティと書字の特徴との関連はほとんどないということが示された。しかし、多くの人は書字にパーソナリティを感じており、特に「のんきさ」のYG得点が高い人は字が不正確で、左上がりという結果が示された。しかし、残念ながらはっきりとした形で提出されたものはほとんど見当たらないようである。　　　　　■藪中 征代■

《引用文献》
*1　波多野完治　1979　文章のスタイルと性格「月刊ことば」11月号　英潮社
*2　西園薫・無藤隆　1993　筆跡と書字意識と性格との相互の関連の検討「日本教育心理学会総会発表論文集」35, 505

6 ことばと環境

乳児の言語環境

　乳児を取り巻く環境は、そのままでは乳児を発達させるきっかけを提供することはない。大人とのやり取りを媒介にして、環境も発達になんらかの機能を果たすことができるようになるのである。

　ヴィゴツキー[*1]は、まず社会的なものから個人的なものが派生すると推測している。すなわち、個体発生の過程では「自分への言語は、最初は他人への社会的な言語機能が分化することで発生する。子どもに外から持ち込まれる漸次的社会化ではなく、子どもの内面的社会を基礎に発生する漸次的個性化が、子どもの発達の大道なのである」と指摘している。生まれたばかりでは人間の候補生にすぎなかった子どもは、周囲の大人とのやり取りを通してことばを獲得し、それを手段にして人間化への過程を歩んでいくことができるのである。

言語環境としての親の役割

　それでは、ことばと環境との問題を大人とのやり取り、特に親の果たす役割について考えてみたい。

　「母なる国のことば」として「母国語」という語が日本では一般化して使われている。これは、Mothertongue という語の訳として広く使われていることばである。しかし、そこに大きな誤解が含まれていると田中[*2]は指摘している。それによると、マザータングは、「母のことば」「母から与えられたことば」、すなわち「母語」と呼ぶべきものであるという。この指摘は、子どものことばの獲得の過程やそれに働く環境の力を考えていく時、大変重要な問題を私たちに提起していると考えるのである。

6　ことばと環境

　子どもは、ことばを獲得する時、母親だけでなく、子どもを取り巻くいろいろな人たちからの働きかけがあり、その影響力は子どもが小さければ小さいほど強い。まさしく「母語」、すなわち「子どもが小さい時、その生活の中で、母を中心として、自分を取り巻く身近な人々との交わりを通して身に付けていくことば」なのである。子どもがことばを獲得していく場合、自分の好きな人が自分に向かって話しかけてくれることばを手掛かりにして、自分のことばを作っていくのである。すなわち、好きな人の存在とその人との交わりという環境こそが、ことばを獲得していくための土台としていちばん重要な条件であると言えよう。

野生児の場合

　そこで、もう一つ環境の重要さの事例として、野生児の事例を取り上げてみよう。1920年10月にインドでオオカミの巣穴から救出され、人間社会に戻った時には、アマラは1歳、カマラは8歳と推定された。彼女たちを育てた牧師シングの報告によると、アマラは翌年死亡したが、カマラは10年間生きた。彼女たちは発見された時、人間の音声をもっていなかった。カマラは、かなりのことばについて、能力を身に付けているはずの年齢であったが、50語ほどの単語しか獲得できなかったのである。初期経験があまりにも劣悪であり、そのまま臨界期を過ぎてしまうと、ヒトとして生まれてもヒトとして育つことができないこと、すなわち、ことばの発達が難しいということを示している。

　　　　　　　　　　　　　　　　　　　　　　　■藪中　征代■

《引用文献》
＊1　Vygotsuki, L. S. 1934　柴田義松訳　1962『思考と言語』明治図書
＊2　田中克彦　1981『ことばと国家』岩波新書

[Ⅲ] ことばの働き

1 ことばと記号

記号とは何か

　我々は、世界中のありとあらゆるものに意味を見つける。空の色に季節の移り変わりを、友人の笑顔に成功を、街ゆく人々の服装に今年の流行を見つける。ランドセルの子どもたちに近くに小学校があることを、交通標識に「止まれ」を、芸術作品に美を読み取る。

　記号とは、このように我々にとって「意味」をもつすべてのもののことである。世界中のありとあらゆるものに意味を認めるということはすなわち、世界中のありとあらゆるものが記号であるということである。そして、記号はほかの記号とまとまりをもったり、相互に関係し合ったりする。体系をもつのである。

　ことばももちろん、記号の一種である。記号とは、ある事柄を別の事柄で示すものとも言えるが、これはそのままことばにもあてはまる。例えば、春に咲く薄紅色の花のことを〈サクラ〉ということばで示す。/sa/ の音を「サ」という文字で示す。

　このように、記号には多種多様のものがある。以下では、マークや標識など、視覚的なものについて取り上げる。

マーク

　日常生活を送っていくなかで、我々は様々なマーク（ここでは特定の意味を担う図形をマークと呼ぶ）に出合う。例えば、非常口、エスカレータ（昇り／降り）、エレベータ、トイレ、喫煙所あるいは禁煙を示すマーク。道路標識。衣類の表示。

　これらのマークは、その担っている意味を一目で見てとることができ、効率的な情報入手を目指して導入されている。そのためにも、多くのマークが、その示すものと似た絵、あるいはデフォルメされ

た絵でできている。一方で、約束事によるマークもある。例えば、男女の絵が、なぜトイレを表すのか。

マークの読み取りにも、経験と学習が必要なのである[*1]。髑髏(どくろ)のマークは、我々にとっては「毒」を表すが、1972年にイラクで起きたメチル水銀中毒の被害者たちは、水銀処理された小麦の袋に描かれた髑髏マークを「毒」とは認識していなかったという[*2]。

顔文字

携帯電話の普及は著しい。本来の機能である通話機能とともに、メール機能もよく利用されている。その携帯メールでは、若い世代を中心に「顔文字」と呼ばれる図形がよく用いられている。

メールは当然ながら文字だけのコミュニケーションである。そこに感情や微妙なニュアンスを付け加えるために、顔文字を添えるのだろう。小野・徳田の調査では[*3]、受け取る側も顔文字がある方を好意的にとらえている。また、顔文字自体の意味はあいまいであり、文脈と合わせてその意味が解釈されることも報告されている。

顔文字やそれに類したものは、次々と新しいものが編み出されている。初めて「つ旦」や「orz」に出合った時、その意味するところがすぐに分かったであろうか？　一般に、目新しい表現に接した時に、どのようにしてその意味を把握していくのかは興味深い問題である。

■吉田　佐治子■

《引用文献》
*1 西館有沙・徳田克己　2004　シンボルサインの読みの発達に関する研究「読書科学」48.4
*2 Casey S. M.　1993　赤松幹之訳　1995『事故はこうして始まった！―ヒューマン・エラーの恐怖―』化学同人
*3 小野聡子・徳田克己　2005　高校生・大学生・主婦における携帯メールの顔文字使用の実態と意識「読書科学」49.1

2 ことばと意味

ことばの意味

　ことばの意味とは何か。これは大きな問題である。これまで、様々な立場から、様々な定義がなされてきたが、表現形と想念とを何らかの方法で結び付けるという点は共通している。その結び付けに、人間の認知活動がどれほど（能動的に）関与しているかによって、意味の"意味"が異なっていると言ってよいだろう。また、ことばの意味はいくつかの階層に分けられるが、そのどこに焦点をおくかによっても異なってくる。

　本項では、コミュニケーションの場での意味について考える。

会話における意味

　次の会話を見てみよう。

(1)　a. 美容師「お痒いところはございませんか」
　　　b. 客　　「……背中」

　かつてTVCMで聞いたものだが、この客の発話は、通常冗談として受け止められる。それはなぜか。

　(1)bの字義通りの意味は「Xは背中である」であり、それに省略部分を補うなどして「痒いのは背中である」という相手に伝えたい意味が生まれる。それが冗談になるのは、客のおかれた状況を考え合わせてのことである。客は台の上に仰向けに横たわり美容師にシャンプーされている。そろそろ終わりらしい。そこで(1)aが発話される。美容師が尋ねているのは彼（女）の受けもつ範囲、すなわち頭についてである。また、(1)aの発話は、終了の儀式でもある。同時に、客自身も以上のことは分かっている。さらに、美容師・客とも、相手がそれについて知っていることを了解している。

また、背中は人に掻いてもらう部位の代表である。このような状況で客は(1)bを冗談として発言し、美容師も冗談として受け取る。
では、次の会話はどうか。*1

(2) a. 洋子「ねぇ、あなた、この音楽好き」
　　b. 太郎「ぼくはね、12音の音楽は好きになれないんだよ」

この会話で、洋子は何を理解しなければならないか。また、太郎は何を伝えようとしているのか。それは、「太郎は今聴いている(この)音楽は好きではない」ということである。この内容は、(2)bの発話が表す内容と、「洋子と太郎が今聴いている(この)音楽は12音の技法によってかかれている」という状況とを合わせて推論される。この時、洋子が「12音の技法」を知らなくてもこの推論は成り立つし、さらに、洋子が知らないことを太郎が知っていてもやはり成立する。後者の場合、太郎は洋子にそれとなく「教える」つもりであったかもしれない。

意味づけ

深谷・田中*2は、コミュニケーションに焦点を合わせ、意味が生まれ、理解される過程を描いている。彼らによれば、音や文字といった記号表現そのものには意味はなく、それが用いられた情況(意味づけられた状況)でだれかに意味づけされて初めて意味をもつ。「意味づけ」とは、「人間が状況を把握し対応を思念する内的営み」である。つまり、ことばの意味とは常にだれかにとっての意味なのである。コミュニケーションを「意味づけの相互作用」ととらえるこの考え方は、良いコミュニケーションを考える上でも有用だろう。

■吉田 佐治子■

《引用文献》
*1 (2)の会話とその説明は以下による。
　　西山佑司　2001　関連性理論　辻幸夫編『ことばの認知科学事典』大修館
*2 深谷昌弘・田中茂範　1996『コトバの〈意味づけ論〉―日常言語の生の営み―』紀伊国屋書店

3 ことばとイメージ

ことばのイメージ

「鐘をカンカンたたく」と「鐘をガンガンたたく」を比較してみよう。たたき方を比べてみると、前者は後者より軽くたたいている感じがするし、また小さなものでたたいている感じがする。童話に出てくる巨人の名前として、「トン」と「ドン」では、どちらがふさわしいかと尋ねられたら、多くの人が「ドン」を挙げるのではあるまいか。

「カンカン」の「カ」や「トン」の「ト」が属している清音と、「ガンガン」の「ガ」や「ドン」の「ド」が属している濁音を比較してみると、一般に清音は「小さい」「軽い」「明るい」といった感じのイメージを与え、濁音は「大きい」「重い」「暗い」といった感じのイメージを与えることが指摘されている。

このように「カ」「ガ」「ト」「ド」のような語音がなんらかの感じをもっていることを語音象徴と言っているが、ことばとイメージの関係を考える時には、語音象徴の果たす役割を見逃すことはできない。女性の名前で「たかこ」が"かたい"イメージを、「まゆみ」が"やわらかい"イメージを与えるのは、それぞれに使われている語音のせいである。

ところで、名前が一つのイメージをもつという事実は、同じものでも、つける名前によってイメージに違いが出てくることを意味している。「シクラメン」と「ブタノマンジュウ」を取り上げてみよう。同じ植物につけられた名前であるが、その名前によるイメージは大変異なっている。前者は、無意味な音のつながりであって、この名前のイメージは語音によって作られている。ところが後者は、

「ブタ」と「マンジュウ」で、それぞれが固有のイメージをもっていて、前者とは全く異なるイメージを作り出している。

外来語のイメージ

以上、こうして見てくると、イメージというものがことばによって積極的に変えられることに気付くであろう。実際、よく話題になる外来語の使用は、この問題に直接関係している。

「マニッシュなマフラー」「マットな質感のイヤリング」「どこともリンクしないオレンジのバッグ」——これらは、いずれも服飾関係の雑誌に出ていたことばである。「マフラー」「イヤリング」「オレンジ」「バッグ」は一応別にしても、「マニッシュな」「マットな」「リンクしない」は、いずれもほかのことばに直すことが可能である。外来語を積極的に使おうとした意図が認められるのだ。外来語がもつ「明るい」「軽快な」「はなやかな」といったイメージの有効性を認めてのことであろう。服飾関係では、こうしたイメージを作り出すことが有効と考えられているのである。

コミュニケーションという行動の中に、イメージが入らざるを得ないとすれば、使うことばについてのこうした吟味は常に行われる必要が認められる。

■福沢 周亮■

4 ことばと情緒値

ことばの情緒値

情緒値とは、ある刺激に対してもつ快・不快、好・悪などの感情の程度のことで、ワッツ[*1]は、ことばを情緒値の点から次のように分けている。

①中性的な語（neutral terms）

特別な感じをもたない語で、「ふつうのもの、行動、状態の名」や「専門語」などである。

②上昇的な語（elevated terms）

快の感じなど、プラスの方向の感情や情緒をもつ語で、「儀礼上の語」「婉曲語」などである。

③下降的な語（debased terms）

不快な感じなど、マイナスの方向の感情や情緒をもつ語で、「卑語」などである。

例を挙げてみよう。表は1998年に女子大学生を対象として調査した結果で、当該のことばについて7段階の評定尺度[*2]（非常に感

表　ことばの情緒値[*2]

ことば	評定値の平均	ことば	評定値の平均
パパ	2.78	スプーン	2.78
お父さん	2.83	さじ	4.02
ママ	2.78	お手洗い	2.90
お母さん	2.59	トイレット	3.00
ハンガー	3.24	WC	3.41
えもんかけ	3.68	便所	5.59

じが良い・かなり感じが良い・やや感じが良い・どちらでもない・やや感じが悪い・かなり感じが悪い・非常に感じが悪い）で測定したものである。"感じが良い"から"感じが悪い"の7段階に1～7の得点を与えて平均を算出しており、数の小さな方が"感じが良い"の側になる。「パパ」「ママ」「ハンガー」「スプーン」「トイレット」「WC」は、いずれも"感じが良い"側にあり「上昇的な語」である。外来語の評定値が高いのだ。

しかし、「お父さん」「お母さん」が非外来語であっても「上昇的な語」であるのは注目に値する。「さじ」は典型的な「中性的な語」で、「便所」は典型的な「下降的な語」である。

情緒値と感化的内包

こうして見てくると情緒値は、一般意味論で指摘している感化的内包（次項「ことばの魔術」参照）に大変似ていることが分かる。すなわち、同じものを対象にしたことばであっても、情緒値や感化的内包が異なると受け取り方が違ってきて、言語的コミュニケーションの成否に影響を与えるのである。ただし、語として"上昇的な"または"中性的な"情緒値をもっていると考えられる「先生」や「大将」が、そのように使われていない状況があるように、文脈によって、情緒値や感化的内包は変わるのであり、この点は注意する必要がある。

■福沢 周亮■

《引用文献》
＊1　Watts, A. F. 1955 *The Language and Mental Development of Children*, Harrap
＊2　三木幸　1999　イメージを中心とした外来語と非外来語の比較（聖徳大学人文学部児童学科平成10年度卒業論文）

5 ことばの魔術

ことばの魔術

　アメリカのあるデパートで、同じ種類の男子用ハンカチを売り場の両端に分けて積んでおき、それぞれに、「織りのやわらかい、混じりけのないアイルランド麻のハンカチーフ　特価　3枚50セント」「手ふき　3枚25セント」の札を付けておいたところ、前者のほうがよく売れたという話がある。[*1]

　前者では26人が手に取ってみて11人が買っていったのに対し、後者では6人が手に取ってみて二人が買っていったというのである。

　前者の値段が後者の2倍であるにもかかわらず、こんなことがどうして起きたのであろうか。考えられることは札に書かれたことばの印象の違いである。前者では良いハンカチを特に安く売るという印象を与えるのに対し、後者ではそうしたことばが使われていない。

　つまり、「ことばの魔術」による影響なのだ。

　「ことばの魔術」は、一般意味論で使われている用語であるが、ことばの感情的な面が強調されすぎていたり、論理的な判断や推論が歪められてしまっている言語表現の影響のことを指している。「織りのやわらかい、混じりけのないアイルランド麻」ということばは、高級品の印象を与えるのである。

ことばの魔術と感化的内包

　一般意味論では、意味を次のように分けている。まず、外在的意味と内在的意味に分ける。前者は、それを言えと言われたら口を手でふさいで指させばよいと言われているように、非言語的世界にあるが、後者は頭の中に想起しているものである。前者は非言語的段

階のもの、後者は言語的段階のものと言える。

　そして、後者は、通達的内包と感化的内包に分けられる。通達的内包とは、社会的に同意された非個人的な意味のことで、感化的内包とは、あることばを聞いて人々が心の中に浮かべるイメージや感情的雰囲気のことである。例えば、「太郎のお父さん」と「太郎のパパ」は、どちらも太郎の父親であることを伝えているという点で通達的内包は同じであるが、「お父さん」と「パパ」の印象が違うという点で感化的内包が異なるのである。

　「ことばの魔術」として指摘されている言語表現の影響とは、その多くが上記の感化的内包と重なるのであって、望ましいコミュニケーションを考える時には、この点への配慮が必要である。

　それとともに、「AチームとBチームの野球の試合は、AがBに5対3で快勝した」も「BチームとAチームの野球の試合は、BがAに3対5で惜敗した」も、事実は同じであることに注意したい。言語表現のみに反応していると思わぬ方向に思考が働いてしまうのである。一般意味論の立場からは、Aチーム対Bチームの結果は5対3であったという事実にまず目を向けることが大事で、そのことが望ましいコミュニケーションを成立させる条件の一つになる。

■福沢 周亮■

《引用文献》
＊1　Lll, I.J. 1941 *Language Habits in Human Affairs.* Harper

6 タブー語

タブー語とは

多くの人が不快に感じ、使用がはばかられることばがある。例えば結婚式のようなおめでたい席では、「終わる」「切る」「出る」「別れる」などのことばは、縁が切れることを連想させるために避ける慣習があるし、弔事では、不幸が重なることを連想させることから「かえすがえす」「いよいよ」「くれぐれも」といった重ねことばはタブーとされる。また、受験生やその家族には「落ちる」「すべる」などのことばを使わないようにするだろう。

病院内で使用することばにもタブーが存在する。ある病院では下一桁に4・9・42の数字の付く病室がない。それぞれの数字が「死」「苦」「死人」を連想させるためだろう。また、かつて筆者が病院で医者に詳しい説明を求めた際、医者がイライラしたように「だからー」と前置きして説明を始めたことがあった。筆者はそのことばを聞いて、それ以上質問するのをためらった。なぜなら「さっき説明したのにまだあなたは質問するの」と非難されたように感じたからである。ほかにも「説明してもどうせ分からないでしょう」「信用できないなら、よその病院へ行ってもいいんですよ」のような権威的なことばは、患者との円滑なコミュニケーションを妨げかねない。患者や家族と良いコミュニケーションをもつためには、権威的なことばはタブーであるとの認識をもちたいものである。

タブー語に似たものに差別語がある。差別語は、強い立場の者から弱い立場の者に向けて使われ、人間としての尊厳を傷つけることばである。ただし、遠藤によれば「差別語であるか否かは、話者と相手との関係、場面、文脈によって決まるもので固定的、絶対的な

ものではない」*1 という。では、あることばをタブー、あるいは差別的と感じさせるものの正体はいったい何なのだろうか。

ことばが感情を引き起こす

タブー語の特徴は、相手を不快にさせたり傷つけることがある、ということだろう。この「ことばが引き起こす不快感」が、一般意味論でいう「感化的内包」(affective connotation:ことばが引き起こす個人的感情の雰囲気)にあたる。タブー語は、ほかの言い換えの語と「通達的内包」(informative connotation:社会的に同意された非個人的意味)が同じでも、感化的内包が異なるためにタブーとされるのである。

ここで、結婚式の場面を例にとり、「終わり」と「お開き」の二つのことばについて見てみよう。

×以上をもって披露宴を「終わり」にします
○以上をもって披露宴を「お開き」にします

「終わり」と「お開き」は、どちらも「終わりにする」という通達的内包は同じだが、両者がもつ感化的内包が異なる。前述のように、前者からは「別れ」「死」などが連想されるため、結婚式のようなおめでたい席では後者に言い換えがなされるのである。

ところが、感化的内包には個人の過去の経験が関連するため、実際には個人によって多少の差異が生じる。あることばを「差別語だ」と抗議する側に対し、使用した側が「差別の意識はなかった」と釈明するという事例は数多く存在する。実は、このような「認識のずれ」は、対象語について両者がもっている「感化的内包のずれ」から生じているのである。

■宮本 智美■

《引用文献》
*1 遠藤織枝　2000　差別語「別冊國文学」53、168-171

7 流　言

流言における「ことば」

　流言は、確かな証拠がないまま口頭で人づてに広まっていくものである。デマと違って、悪意はなく、内容は必ずしも虚偽とは限らない。言語的コミュニケーション、しかも口頭でのコミュニケーションを主な媒体とするため、情報の送り手が意図しないにもかかわらず、流言が広まる過程で内容が変化していってしまうことが多い。
　ここでたとえ話を一つ見てみよう。

　「さっき職員室で、期末試験の問題がなくなったって先生が話しているのを聞いちゃった」　生徒Aが生徒Bに話した。それを近くで聞いていた生徒Cが教室へ戻ってほかの生徒たちに伝えた。
　「期末試験の問題が盗まれたんだって！D先生が話しているのを聞いたって人がいるんだ」「そういえばD先生、遅いね」
　「何人かの生徒が職員室に呼び出されたのを見たっていう人がいるそうだよ」「疑われてる人がいるんだって」等々…。
　この試験問題盗難事件のニュースはすぐに隣の教室へ伝わり、放課後には学校全体に広がっていた。ところが数日後になって、試験問題が盗まれたという事実はもともとなかったことが判明した。D先生が試験問題を家に忘れてきた話をしていたのを、生徒Aが「試験問題がなくなった」と聞き違えたのが原因だった。

　注目してほしいのは、情報の送り手に悪意がないにもかかわらず、「試験問題がなくなった」という内容が「盗まれた」へ変化し、さらに「生徒が呼び出された」という情報まで付加され伝わっている点である。

報告が推論や断定へ

　ハヤカワは、うわさが広がる時になされる誇張について、報告（客観的事実）が推論（そうに違いない）や断定（主観や判断）へと言い替えられる傾向を指摘している。[*1]「なくなった」という表現

は客観的事実の報告である。一方、「盗まれた」という表現は「だれかが試験問題を盗んだに違いない」という推論を含んでいる。また、「呼び出された」という表現は、恐らく「職員室へ入っていく生徒を見た」という客観的事実に、「盗みの疑いで呼び出されたに違いない」という推論が付加されたのであろう。

　推論を含む表現をすると、伝達する内容に事実以外の新たな意味が付加されることになり、ますます人々の興味をかきたてたり、さらなる推論を引き起こす要因にもなってしまう。

あいまいな状況は流言をつくりやすい

　一般に、流言が伝達しやすい要因の一つに「状況のあいまいさ」が指摘されている。シブタニが「流言とは、あいまいな状況にともに巻き込まれた人々が、自分たちの知識を寄せ集めることによって、その状況についての有意味な解釈を行おうとするコミュニケーション[2]」であると述べているように、正確な情報が不足していると、人は情報を求めようとしたり意味付けをしようと試みると考えられる。そのような状況では、人々は推論や断定を含む表現をしやすくなるだろう。そうして、初めは推論や断定であったはずの内容が、人づてに伝わるうちに事実として語られるようになる可能性は十分に考えられるのである。

　事実か推論かを常に注意深く確認することができれば、誤った情報に惑わされることもなくなるのだが、現実にはなかなか難しい。こうして、流言は悪意がないにもかかわらず、伝達の過程でしだいに変容しながら広まっていくのである。　　　　　■宮本 智美■

《引用文献》
* 1　Hayakawa, S. I. 1972　大久保忠利訳　1985『思考と行動における言語』原書第四版　岩波書店
* 2　Shibutani, T. 1966　広井脩・橋元良明・後藤将之訳　1985『流言と社会』東京創元社

8 偏　　見

　偏った見方で、ゆがめられた考え方・知識に基づき、客観的根拠がないのに、特定の個人・集団などに対して抱く非好意的な意見や判断、またはそれにともなう感情である。[*1]

　偏見はもつべきでないと感じてはいるが、いつの間にかそのような言動や行動をとっていたりする。

> 偏見はなぜ起こるのであろうか

学習によって培われるのではないだろうか。その理由として以下のことが考えられる。

①自分たちとあの人たちは違うという意識をだれか（両親・教師・友達）から言われること。

②からかいや笑いのなかで、それが事実だと理解してしまうこと。

③映画や本から得る知識（ステレオタイプ）から判断を誤ってしまうこと。

> 偏見をもちやすいパーソナリティとは

①人に従うことをいつも強制され、自己主張をしなかったり、できなかったりして過ごした経験をもつ場合。

②幼児期に、自分がしたいことが叶わなかった時、その欲求不満感情をうまくコントロールすることができなかった経験をもつ場合。

③自分が間違いを犯した時、勇気を出して、自分のミスを認めることができずに、だれかのせいにしてきた経験をもつ場合。

このような経験がパーソナリティに影響すると考えられる。

> 偏見に陥らないための解決方法として

劣等感を克服して自分の考えを述べ、自信をもって反発する意見

を聴き、欲求不満をコントロールし、失敗を恐れないでステレオタイプの知識や考え方を客観的かつ科学的に考え、自分の意見をはっきりもつことが挙げられる。*2

　そのためには、対話が重要な要素になると考えられる。しかし、先輩とケアのやり方について真剣に話をしている時、周りの人たちに、喧嘩をしているのでは、口論になっているのではないかと心配されたことはないだろうか。自分の意見を言うことが、先輩の意見を聞かない悪い後輩になっているのではないかという心配もあるかもしれない。先輩を思う気持ち（尊敬）、相手の話に真剣に耳を傾ける気持ち（傾聴）、後輩を思いやる気持ち（寛容）をもってお互いの信頼関係があってこそ、対話が成立して、客観的な判断が導かれるのである。日常生活のなかで、このような価値観を育てていくことが、偏見をなくすことにつながると考えられるのである。

■鈴木 由美■

《引用文献》
＊1　松村明編　1999『大辞林』（第二版）三省堂
＊2　Fortat, R. and Lintanf, L. 1989　中川喜代子監訳　2000『実践　人権教育の方法』明石書店

9 イラショナル・ビリーフ

イラショナル・ビリーフ

　イラショナル・ビリーフとは、不合理的信念と訳されていて、論理療法では心理的な混乱をもたらす原因であると考えられている。

　論理療法の創始者であるアルバート・エリスは、人が悩むのは、刺激的な出来事が起こったからではなく、その事をどう受け止めるかで人は悩むのであると言う。[*1] ある出来事が起こった時、人は「また失敗してしまった、私はなんてだめな人間なのであろう」と考えるか、「こういうこともある、残念なことだ」と思うかで結果（気がかり・失望・不安・抑うつ・怒り）が変わってくるのである。

　自分を落ち込ませてしまう考え方をイラショナル・ビリーフ（不合理的信念）、落ち込まない考え方をラショナル・ビリーフ（合理的信念）というのである。表に考え方の4つの評定を表した。[*2]

表　合理的、及び不合理的信念の特徴

合理的信念	不合理的信念
弾力性であり、しばしば好ましい選択、願望、欲望、好み、所望として表現される。	頑固で独断的であり、しばしば、「不可欠の、べきである」「当然の」として表現される。
事実に即応している。	現実に即応していない。
論理的—信念の各部分が論理的に整合している。	非理論的—信念の各部分が論理的に整合しない。
実利的—それらが本人の目標追究に役立つ。	実利的でない—それらは通常、本人の生活における目標を妨害する。

イラショナル・ビリーフには、3種類ある。

①自己に対する強要

看護師として優秀でなければならない。そうしないと私は悪い人間で、患者さんに愛されない。

➲この考えから、不安、抑うつ、罪悪感を生む。

②他者に対する強要

あなたは、私に親切に教えなければならない、そうしないあなたは、悪い人である。

➲この考えから、怒り、攻撃性を生む。

③生活環境に対する強要

私が出かけるのだから、雨は降るべきではない。もしそうでないとしたら、不公平であり私は不幸である。

➲この考えから、自己憐憫、攻撃性を生む。

イラショナル・ビリーフをラショナル・ビリーフに変えるには、どうしたらよいか。以下のようなことが考えられる。

①自分を評価することをやめて、自分のできることを受け入れる。

②人は自分のことで手一杯で、なかなか他人のことまで思いやれないと考えてみる。

③自分の目標（幸せになる）に向かって努力する。欲求不満の忍耐力をつける。

■鈴木 由美■

◀引用文献▶
* 1　Albert Ellis　1998　國分康孝他訳　1996『どんなことがあっても自分をみじめにしないためには』川島書店
* 2　Dryden, W. and Mytton, J.　1999　酒井汀訳　2005『カウンセリング／心理療法の4つの源流と比較』北大路書房

[Ⅳ] 言語的コミュニケーション行動

1 聞く行動

　私たちが聞こえる音の範囲は、図にあるように音の強さ（デシベル）と音の高さ（周波数）によって決められている。その範囲を可聴域と呼ぶ。しかし、私たちは可聴域にある音をすべて聞いて、理解しているわけではない。私たちは、様々な音の中から特定の音を選んで聞いている。

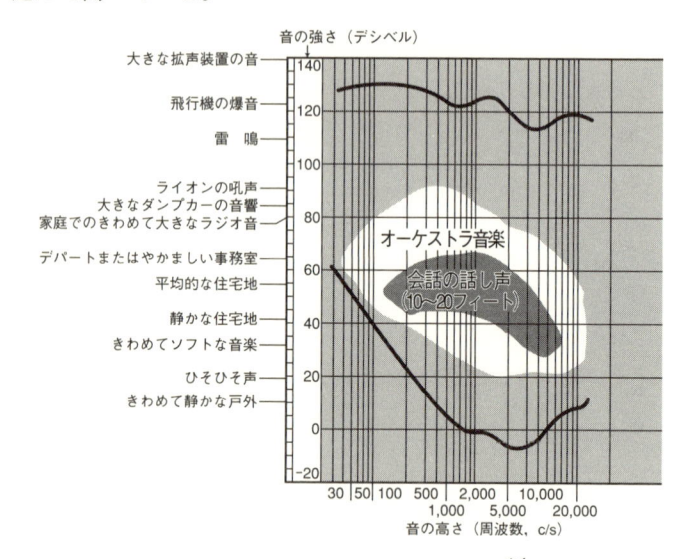

図　音として聞こえる範囲（村田）[*1]

選択的注意

　チェリー[*2]は、両耳分離聴と追唱という方法を用いて、私たちが選択的に音を聞いていることを示した。具体的には、実験参加者にヘッドホーンをつけてもらい、右耳と左耳に別々の音声を流した。例えば、右耳へは文学作品の朗読を流し、左耳には今日の新聞記事を流す。そして、実験参加者に右耳から聞こえる朗読を追唱（声に出

74

してまねること）してもらうと、左耳から聞こえているはずの新聞記事の内容を記憶することができなかった。しかしながら、左耳からも音声が流れていることは分かっていた。また、追唱していない方の耳から聞こえる音が英語からフランス語に替わってもほとんどの人は気がつかなかった。男声から女声への変化といった物理的な特徴の変化があった時のみ、その変化に気がついた。

> カクテルパーティ効果

このように、私たちは耳に入ってくる音をすべて聞いているわけではなく、注意を向けたある特定の音を聞いているだけである。このことは、カクテルパーティ効果と呼ばれている。カクテルパーティなどのざわめきで騒がしい場所でも、私たちは友人と会話ができる。その時、ほかのグループの人たちの会話は耳に入っているが、理解はしていない。しかし、隣のグループの声が突然大きくなったわけではないにもかかわらず、自分にとって関心のあること、例えば自分の名前が話題として出たら、何事かとそちらに注意が向き、スムーズに隣のグループの会話に入れる。このように聞くということは、受動的に聞こえたものを聞いているのではなく、能動的な行動である。

よって、私たちが会話を聞いて理解しようとする場合には、話し手に注意を向けることが第一に重要である。そして、話を続けてもらうためには、「うん、うん」といった相づちを打つことや、非言語的コミュニケーションの手段である首を縦に振るなど「聞いていますよ」ということを相手に伝える態度も重要である。

■福田 由紀■

《引用文献》
* 1　村田孝次　1987『教養の心理学』培風館
* 2　Cherry, E. C. 1953 *Some experiments on the recognition of speech with one and with two ears. Journal of the Acoustic Society of America*, 25,975-979

2 話す行動

　話す行動は、自分の情報や感情などを伝えたい、それらを他者と共有したいという動機から行われる。その際、自分の気持ちを押し殺した態度をとった場合、強い欲求不満に陥り、不適応状態になりやすい。よって、他者の意見、立場、気持ち、権利を尊重し、同時に自分のそれらも大事にし、相手にはっきりとかつ上手に表明すること、つまり主張性の高い行動をとることが会話において重要である[*1]。例えば、辞書が必要な英語の授業を一緒にとっている友人があなたに「辞書、貸して」と言ったとする。あなたは、貸したくない。その際、多くの人は「辞書、今日はなくても大丈夫なんじゃない」と間接的に断るのではないだろうか。この断り方は、一見、主張性の高い行動に見える。しかしながら、「でも、心配だからやっぱり貸して」と言われてしまうと、心ならずも貸さざるを得なくなる。つまり、相手の配慮を期待する言動は失敗することが多い。やはり「ごめんなさい、私も使うから貸せないわ」といった、相手に配慮しつつも自分の気持ちを明確に伝えることが重要である。

　また、会話には明文化はされていないが、厳然たるルールがある。これに違反するとスムーズなコミュニケーションが難しくなる。

ターン・テイキング

　会話は音声によって行われるために、二人以上の人がいっぺんに話し始めると音が重なり聞き取りにくくなる。そこで、会話をする際の基本的なルールとして話し手が交代すること、ターン・テイキングをスムーズに行うことが会話を続けるために重要である。聞き手は、話し手の発話の疑問や質問（直接的な疑問詞の使用、イントネーションの上がり具合など）、小休止（ポーズ）、身振り手振り

などの合図を受け取り、今度は自分のターン（順番）だと認識し、話し始める。相手がまだ話しているにもかかわらず、話し始めてしまう人は失礼な人であり、次から話しかけてもらえなくなるといった社会的な制裁を受ける。

会話の公準

グライス[*2]は、量の公理（必要十分な情報だけを与える）、質の公理（虚偽の情報を与えない）、関係の公理（相手の発話に関係のあることを言う）、様態の公理（簡潔に秩序立てて言う）の4つのルールを挙げている。これらのルールに違反すると社会的な制裁を受ける。例えば、量の公理に違反すると、同じ事を何度も話をする人としてけむたがられる。質の公理に違反すれば「嘘つき」となじられる。「この女の人からの着信は何？」と携帯電話片手に質問する妻に向かって「今日の夕飯はおいしいなあ」と応え、関係の公理に違反すると、夫は妻に浮気を疑われてしまう。様態の公理に違反する人は、話をわざと難しくしていると思われ、嫌がられる。

他者の知識への配慮

幼児と話し慣れていない人は、子どもと話し終わると「疲れた」と思うことが多い[*3]。他者が何を知り、何を知らないのかという他者の知識に幼児は配慮しない。そのため、幼児は会話に必要な最低限の知識さえも相手に与えず、聞いている方はとまどいを感じる。このことは、子どもの会話だけでなく大人同士の場合にも起こることである。他者が何を知って、何を知らないかを見極め、それに基づいて話すことが大切である。

■福田 由紀■

《引用文献》
* 1　森川早苗　1996　アサーション・トレーニング―さわやかな自己表現―　相川充・津村俊充編『社会的スキルと対人関係』誠信書房
* 2　Grice, H. P. 1975　*Logic and conversation. In P.Cole &J.L.Morgann*（*Eds.*）*Syntax and semantics, Vol.3: Speech acts.*　Seminar Press;New York, 41-58
* 3　福田由紀　2002　花の3歳　―言語獲得と自己概念の発達―　古川聡・福田由紀編『発達心理学―これからの保育を考える―』丸善

3 読む行動

　文章を読む時、私たちはテキストそのものから得られる情報の処理と、すでに自分のもっている知識を利用した処理の二つの経路を使用している。前者はボトムアップ式処理、後者はトップダウン式処理と呼ばれている。

ボトムアップ式処理

　日本語のテキストは、文字の連なりである単語、単語の連なりである文、その文が並んだ文章によって構成されている。よって、読む時もまず、単語を視覚的に見、自分の脳内にある辞書のようなもの（心内辞書）にアクセスし、読み方や意味を確認し、文法に合うように一文について構文解析をする。そして、文と文をつなげて要点を抽出し、要約を頭の中に作り上げ、その内容が記憶される。よって、芝居の台詞のように逐語的に文を覚える場合は、通常よりも多くの努力が必要となる。

　このようなボトムアップ式処理は、読み手側の要因として、心内辞書がより豊かであったり、単語の熟知度が高い場合に促進される。また、テキストの要因として、接続詞などによって文と文のつながり（統括性）が良い場合に処理速度は速くなる。

トップダウン式処理

　次ページのテキストを読んでもらいたい。何について書いてあるのだろうか？　解答は最後に記したので、まず自分で試してほしい。単語や文それ自体は難しくないだろう。しかし、何が書いてあるのかよく理解できないのではないだろうか。この例は、私たちはボトムアップ式処理だけでテキストを読んでいるわけではないことを示している。

話題の分からない文章は理解しにくい（無藤・久保）[*1]

> 手順は全く簡単である。まず、物をいくつかの山にまとめる。もちろん、量によっては一山でもよい。設備がその場になければ、次の段階としてどこか他の場所に行くことになるが、そうでない場合は準備完了である。やり過ぎないのが肝要である。つまり、一度にあまり多くの量をこなすぐらいなら、少な過ぎるくらいの方がよいということである。短期的には、このことはそう重要だとも思えないかもしれないが、やっかいはすぐに起こる。ここをうまくしないと高くつくこともある。最初は手順全体が複雑なものに見えるだろう。しかし、すぐにそれは単なる生活の部分に過ぎなくなってしまうだろう。近い将来この仕事が必要でなくなるという見通しを立てるのは難しい。誰にもわからないことである。手順が完了すると、物をまたいくつかの山にまとめあげる。それから物をしかるべき場所にしまう。やがてまた、それらの物はもう一度使われ、そしてサイクル全体を繰り返さなければならなくなる。しかし、これは生活の一部なのである。

このように、読む活動とは今まで知っていること（既有知識）も活用しながら、テキストを能動的に理解することである。例えば、「シャーロック・ホームズはレストランで食事を終えると、レジ係のところに行き、ラージ・ノート（large note）を渡した」という文を理解する際、イギリス文化に詳しい人でなければ、ラージ・ノート＝紙幣ということは知らない。[*2] しかし、イギリス文化を知らなくとも、この文は理解できる。私たちは、レストランで食事を終えたら、レジで勘定をすることを既有知識としてもっている。この知識を活用して、ホームズはお金、しかもノートだから硬貨ではないと推測をし、文を理解する。このような特定の場面において一般的に行われることについての知識を特にスクリプトと呼ぶ。

■福田 由紀■

《引用文献》
*1 無藤隆・久保ゆかり 1990『学校と教育』新曜社
*2 森敏昭 1995 文章の理解 森敏昭・井上毅・松井孝雄『グラフィック認知心理学 サイエンス社』

（解答：洗濯）

4 書く行動

　書かれたものは、図にあるように様々なプロセスを経てできあがる。重要な点を以下に取り上げる。

構想を立て、ことばに置き換える

　書く行動では、まず表現したいことを明確にしなければならない（目標の設定）。その場合、読み手はどのような人か、どのような知識をもっているのかに配慮することが重要である。

　そして、頭の中のアイディア（命題）をほかの人にも共有できる形、例えば日本語の語彙、文法に合ったことばに変換して、文字を書く。

読み返す

　書いている最中に私たちは、自分が書いている文章を読み返し、評価している。主語と述語の関係が適切であるか、論の展開が適切であるかなどを評価し、修正を行っている。

　また、すべて書き終わった後に読み返すことを特に推敲と呼んでいる。適切な推敲を行うことは、案外難しい。まず、書くことの熟達者と素人では推敲に関する考え方が異なる。著述のプロである編集者が推敲を行う時に注意する点は、論の展開の見直しと読者を考慮することである。一方、素人である大学生では、推敲とは誤字脱字といった語句の訂正をすることととらえている。第2に推敲が難しいのは、自分で書いた文章を読み返すからである。自分の文章の場合には、何が書いてあるのか知っているので、読み飛ばしてしまう。一方、他人の文章の場合には、理解しようと一字一句丁寧に読む。実際に小学校5年生に自分の作文を推敲させた場合は約1割しか誤りを見つけられなかったが、友人の作文に関しては5割も見つけることができた。

4 書く行動

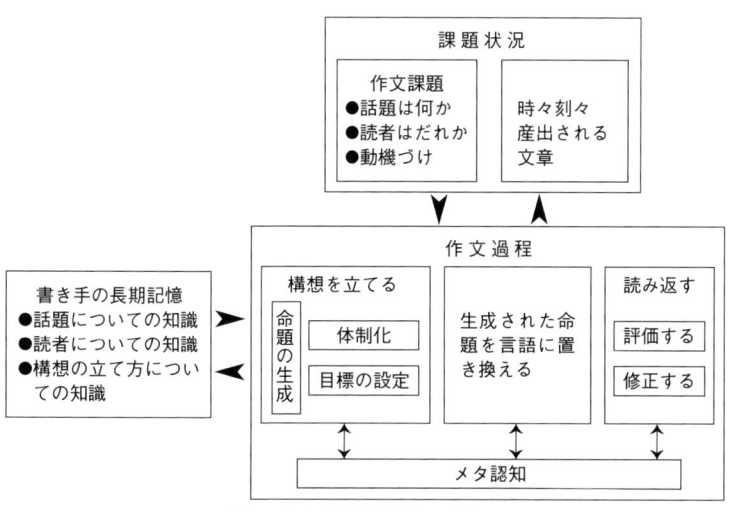

```
                    ┌─────────────────────────┐
                    │        課題状況          │
                    │ ┌──────────┐ ┌────────┐ │
                    │ │ 作文課題  │ │時々刻々│ │
                    │ │●話題は何か│ │産出される│ │
                    │ │●読者はだれか│ │文章    │ │
                    │ │●動機づけ │ │        │ │
                    │ └──────────┘ └────────┘ │
                    └─────────────────────────┘
                              ↓  ↑
┌──────────────┐    ┌─────────────────────────────────────┐
│書き手の長期記憶│    │            作文過程               │
│●話題についての知識│→ │ ┌構想を立てる┐ ┌────────┐ ┌読み返す┐│
│●読者についての知識│  │ │命題│体制化│ │生成された命│ │評価する│ │
│●構想の立て方につい│← │ │の生│目標の│ │題を言語に置│ │修正する│ │
│ ての知識    │    │ │成 │設定 │ │き換える  │ │     │ │
└──────────────┘    │ └──────────┘ └────────┘ └──────┘ │
                    │      ↕         ↕         ↕     │
                    │ ┌─────────────────────────────┐ │
                    │ │         メタ認知           │ │
                    │ └─────────────────────────────┘ │
                    └─────────────────────────────────────┘
```

図　作文産出過程のモデル
（内田[*1]を改変）

　このように、書いている最中に見直したり、推敲したりする時は、第三者の目で初めて読むつもりで、語句の訂正だけではなく、文章全体のプランから見直すことが必要である。

　メタ認知

　メタ認知とは、自分の行動を監視（モニター）し、目的に合わせて行動を調整することである。文章を書く行動は、主張したいアイディアを他者と共有できることばに置き換えることである。その際、ことばについての知識の不足や表現の仕方のまずさといった制限があり、主張したいアイディアがすべて表現できるわけではない。そこで、メタ認知を働かせ、何度となく書かれたものと書きたいもののずれを最小限に埋めていく自己内対話をする努力が重要である。

■福田　由紀■

《引用文献》
＊1　内田伸子　1990『子どもの文章―書くことと考えること―』東京大学出版会

[V] 非言語的コミュニケーション行動

1　表　情

表情を読む

　人と人とのコミュニケーションには大きく2種類あり、会話の内容すなわち言語によるコミュニケーション以外の部分はすべて非言語的な手段が担っている。そのうち表情は、その人の気持ちを相手に最も効率よく伝えることができる手段である。

　表情研究の第一人者であるエクマンの研究によると、表情から間違いなく読み取れる感情は6つあると言われている。それらは、怒り、悲しみ、驚き、嫌悪、軽蔑、喜びである。この中で、快適な感情は喜びだけであり、驚きは中性的で、その外の感情はすべて不快な部類に入る。だから人々は、このような種類の感情に敏感で、例えば眉の部分を見ただけで、不快な感情を表しているかどうかを判断できる。

　さて、表情を客観的に分析する場合、顔を3つの領域に分けて行われている。これらの各領域に表れる特徴が分かれば、表情の違いがすぐに分かるようになる。3つの領域とは、①眉の周辺部分、②目のまわりの部分、③口の周辺部分である。例えば、図1に示すように、怒りの感情は、①眉の内側は下方に下げられ、互いに引き寄せられ、②下瞼は鼻の方向へ引っ張られ、上瞼は上に持ち上げられる。さらに、③唇はかたく結ばれているか、あるいは口が四角に開口している。これら3つの領域の要素がすべて表れて初めて、怒りだと断定できる。しかし、例えば喜びの表情のように、①唇の両端

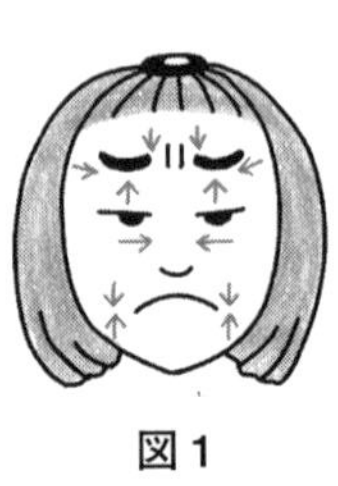

図1

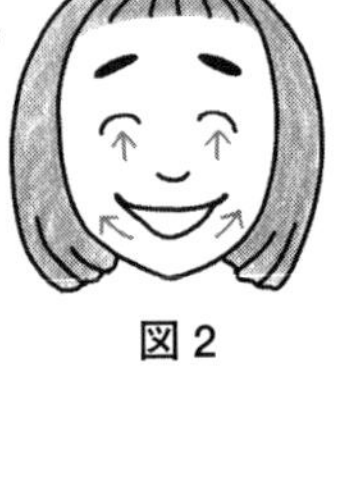

図2

が耳の方向へ水平に引っ張られる、②頬が持ち上げられる、の二つの領域にしか特徴が表れない表情もある（図2参照）。

ただ私たちが日常体験している感情というのは、このような純粋な一つの感情だけを感じているということはむしろ少なく、実際には二つ以上の感情が交じり合った複雑な感情を体験していることが多い。このような時は、二つの感情がそれぞれ顔の二つの領域に同時に表れている。例えば、目の上の眉の部分で悲しみが示され、口の部分では驚きの特徴が表れたりする。

看護者の立場から

表情が伝えるメッセージの表出と解読について、看護者の立場から考えてみよう。私たちは、言語的な情報と、表情のような非言語的な情報が矛盾して与えられた時、非言語的な情報の方を信頼する傾向がある。

だから、医師や看護者が患者に病状や検査結果を伝える時、患者は単にその結果の情報だけでなく、医師や看護者の表情や声などにとても敏感になっている。同じことを伝えるにしても、笑顔で伝えるのと、無表情で伝えるのとでは、患者の気持ちは大きく異なるだろう。不安な気持ちでいる患者の心を少しでも和ませるために、看護者は表情の使い方にも気を配ってみるとよいだろう。

また一方で、患者の表情から、患者はどのような感情を体験しているのかということを常に念頭において推察してみる必要があるのではないだろうか。不安なのか、悲しんでいるのか、苦しんでいるのか、不安と悲しみが混ざっているのか。ことばに言い表せない細かいニュアンスの感情でも表情にはにじみ出ているのである。

■山口 創■

《引用文献》
＊1　Ekman, P.　1992　Are there basic emotions?　Psychological Review, 99, 550-553.

2 態度・動作

態度・動作が意味するもの

人に接する時の態度は、姿勢や動作に表れやすい。工藤・西川[*1]によると、会話をしている時の、その人の姿勢に隠されている心理的な意味は、基本的に3つあることが示されている。

まず第1は、「腹を突き出している」、「胸を張っている」、「ふんぞり返っている」といった姿勢は、「自分に自信がある」、「張り切っている」、「喜んでいる」といったその人の気分を表し、逆に「肩を落としている」、「頭を抱えている」、「うなだれている」といった姿勢は、「自信がない」、「悲しんでいる」という気分を表すようだ。

第2に、「姿勢を正している」、「身を乗り出している」という姿勢は、「相手に関心をもっている」、「親しみをもっている」というように受け取られるが、反対に、「そっぽを向いている」、「顔をそむけている」といった姿勢は、「無視している」、「敵意をもっている」という対人的な態度を示していた。

第3に、「こぶしを握っている」、「肩をいからせている」といった姿勢は「緊張している」、「身構えている」という、心理的な構えを特徴付けていた。

このように、看護者の気分や患者に対する態度は、看護者の姿勢に無意識のうちに表れているのであり、患者はそれを巧みに読み取っているのである。

看護者の立場から

一方、看護者は患者の気持ちを態度から汲み取らなくてはならない。それはどこに注目したらよいのだろうか。

実は人の気持ちは表情ばかりでなく、手足の動きにも表れている。
　エクマンとフリーセンは、心理療法を受けている患者と医師との面接場面をビデオに撮影して、患者の手足の動きを被験者に判定させた。そして被験者は特定の動きに対して、患者の抱いている感情を判断した。すると、患者が手を上げ下ろしする行動は防衛的な態度を、肩をすくめる動作は欲求不満あるいはいらだった怒りを、そして手で髪に触れたりこすったりする動作は、自己への慰撫であるという判断がなされた。

　このように、人の感情や態度というのは、表情だけでなく姿勢、そして手足の動きにも表出されていると言える。看護者は、患者の心理状態を推察するのに、姿勢や手足の動きに注目するのも大切なことだと言える。

　患者と話をする時には、その他にはどのような動作や姿勢が適しているだろうか。例えばリラックスした雰囲気で話を共感的に聴くためには、患者の正面よりは直角の位置に座ること、前傾姿勢で関心をもっていることを示すこと、適度に視線を合わせること（凝視するのはよくない）、適度に相づちをうったりうなずいたりして共感していることを示すこと、などといった動作が重要であると言われている。

■山口　創■

《引用文献》
＊1　工藤力・西川正之　1984　姿勢の意味次元構造の検討「心理学研究」55, 36-42
＊2　Ekman, P., & Friesen, W.V. 1967 *Head and body cues in the judgment of emotion.: A reformulation* Perceptual and Motor Skills 24, 711-724

3 接　触

接触が意味するもの

　看護者が患者の身体に触れることはよくあるだろう。注射、検温、入浴の介助など様々な場面で触れる。

　このような必然的に触れる場面ばかりでなく、触れるという行為は、患者とのコミュニケーションの一環として、効果的に生かすことができる。例えば手術を前にした患者の手を握ったり身体をさってあげたりするだけで、患者の不安を癒すことができる。

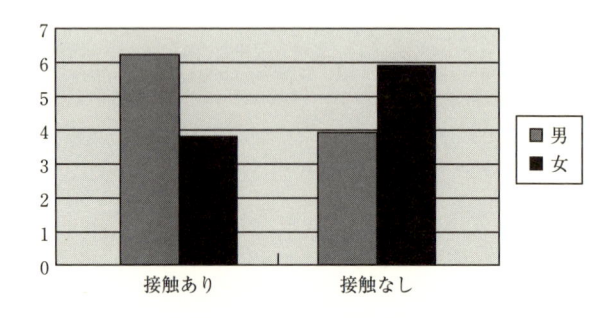

　ウィッチャーとフィッシャーは、手術前の患者に手術の説明をする際に、患者の手に触れるか否かで、患者の不安の高さや心拍や血圧がどのように違うかについて調べた。[*1] 測定は1（低い）から7（高い）までの7段階でなされた。すると図のように、男女でその接触の受け取り方が異なることが分かった。女性患者は触れられる方が不安は低いのだが、男性患者では、逆に不安を高めてしまっていた。触れる看護者が女性だったからか、あるいは男性は女性ほど、普段から触れたり触れられたりすることに慣れていないからであろう。

図　身体接触の男女差

ターミナルケアの場で

また、ターミナルケアの現場では、どんなことばよりもただ患者の手を握ってあげるだけで、患者は共感されていると感じ、支えられ、励まされているというメッセージを受け取っている。ナイチンゲールが、ハンセン病の患者一人ひとりの手を握り、顔に触れてことばをかけていたのは有名な話である。

新生児にタッチケアやベビーマッサージをすることで赤ちゃんのストレスを低減させる効果があり、さらに高齢者にマッサージをすることで、痴呆の症状や認知機能にも改善がみられることが分かっている。このように、身体接触は人の生涯を通じて大切な役割を果たしている（山口）[*2]。そのため上手に用いれば比類ない効果を期待できる半面、使い方を誤ると重大なミスコミュニケーションの原因になるため、細心の注意が必要であることも付記しておく。

以上のように、患者と接する際に、ことばがけが大切であることは言うまでもないが、非言語的なメッセージもそれに劣らず重要である。それを効果的に生かすことができれば、患者との信頼関係を築き、意志の疎通がうまくできるようになり、さらには患者の不安を癒すことさえできるのである。

■山口 創■

《引用文献》
* 1 Whitcher, S.,& Fisher, J. 1979 *Multidimensional reaction to therapeutic touch in a hospital setting* Journal of Personality and Social Psychology, 37, 87-96
* 2 山口創　2003『愛撫・人の心に触れる力』NHK ブックス

第Ⅱ部
看護コミュニケーション

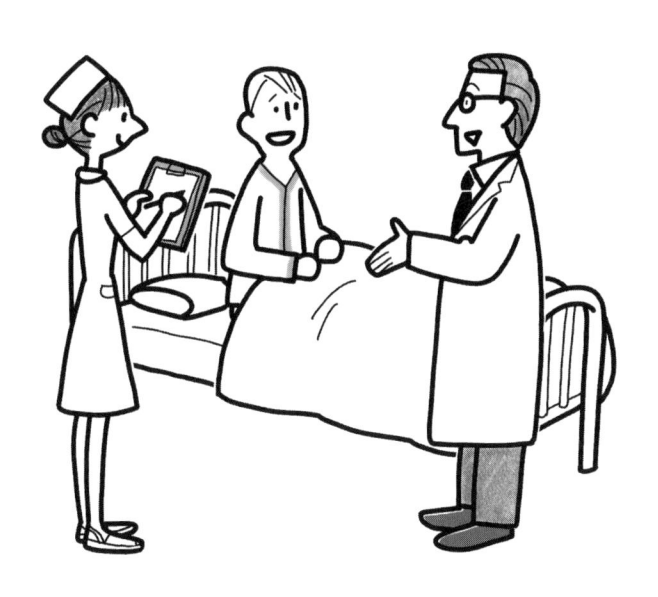

[I] 看護におけるコミュニケーションの意義

1 看護コミュニケーション

コミュニケーションの意義

　患者は医師にコミュニケーションを求めている、という「患者満足度調査[*1]」によると、患者が求める良い医師とは、「話しやすい雰囲気がある」「病気・治療の説明をしてくれる」「症状をよく聴いてくれる」ことであり、看護においても効果的なコミュニケーションが重要であるとの報告がされている。

　近年、医療関係者にコミュニケーション能力を求める意識が高まるとともに、医学教育にもコミュニケーション教育が必須とされるようになってきており、各種の文献が発行されている。看護教育では、コミュニケーションが看護行為に共通する技術として重要視されているが、コミュニケーションにおけることばの役割や、看護への応用編などを併せて取り上げている教科書はほとんどない。

看護コミュニケーションとは

　本書では、特にことばの働き、ことばと人間へのかかわりについて取り上げ、コミュニケーションの基本について第Ⅰ部で解説した。第Ⅱ部では、応用・実践編ともなる看護特有のコミュニケーションを取り上げ、その実際を解説する。

　看護は観察に始まり観察に終わるとされている。観察は、患者からの症状を含めて発信されたすべてのメッセージを、看護者が自らの五官を駆使した感覚で受け止めるコミュニケーション行為であると考えることができる。

　例えば、その時患者から発信されたことば、声の調子、顔色、目の輝き、体温計で測定した体温の値、血圧計で測定した血圧の値、手足の冷たさ・暖かさ、食事の摂取量、尿量など、列記すれば限り

がないほど、これらはすべて看護する上で取捨選択することなく、看護者が受け取るべき、患者からのメッセージである。

看護者の非言語的コミュニケーションのなかには、気配り、気づかいなどの「相手を大切にしたコミュニケーション」が求められている。[*2] 本書では、このような看護特有の事項を含めたコミュニケーションを「看護コミュニケーション」と称した。

ことばの大切さ

人と人は互いの意思を伝えるために「ことば」を獲得し、コミュニケーションしてきた。身振りや視線などの「ことばを使わないコミュニケーション」においても、相手に伝達されるのは、受け手が解釈した「ことば」によって受け手に伝わるのである。

看護コミュニケーションの対象者は患者や家族、医療関係者などで、出身地も年齢も多岐に渡る。年長者へのことばづかいや、上司への話し方など、世の中にはことばに関する様々なルールや決まりごとがあるが、あまり教育もされていない。改めて「ことばの働き」についての知識をもつことは必要である。

また、「ことば」は人によってイメージが異なり、ことばによる伝達内容は本人が意図したものが必ずしも相手に伝わっているとはかぎらない。そうした「ことばの力」について知っておくことも実際にコミュニケーションする上で役に立つ。

さらに、看護者は医療スタッフとのコミュニケーションにも多くの時間を費やしている。一人の患者の治療が複数の医療者で行われているかぎり、自分の知り得た情報をほかの医療者に伝達しなければ望ましい治療は進展していかない。自分の意見を表明できることも大切である。

患者への説明、説得や質問などの言語的コミュニケーションも大切にして、日々の業務に精進してほしい。第Ⅰ部のコミュニケーシ

ョンの基本事項を併せて参照されながら、第Ⅱ部を読み進んでいただけると幸いである。

出会いを大切に

医療者のなかで、看護者は患者とかかわる時間が長いと思われている。看護は、あらゆる発達・健康段階の人々の健康増進、疾病予防、健康の回復、苦痛緩和などのために、個人または集団に対応し、対象者のより良い変化を目指して実践されるものである。そのためには、常に対象者に関心をもち、相手のことを知ろうとする姿勢を自然にもつことである。

それは、一期一会の精神であり、一人ひとりの患者との出会いを大切にすることである。看護者と患者との出会いは、「その人の人生にかかわる、心を感動させる、心と心の触れ合いがあるというような精神的な出会い[*3]」にほかならないのである。

出会いを大切にした看護コミュニケーションとは、患者の話を聴き、十分な観察と報告、患者への気配りや思いやりの心の表出、安心感をもたらす患者への接触や傍らにいること、気配りなどの言語・非言語的メッセージの総合力と言えるであろう。

■桜井 俊子■

《引用文献》
*1 前田泉・徳永茂二　2003『患者満足度—コミュニケーションと受療行動のダイナミズム』日本評論社
*2 東京都医師会医療開発委員会　2005「都内医療機関における信頼をうけるための医療について」
*3 小林司・桜井俊子　1988『患者の心を開く—看護とカウンセリング—』メヂカルフレンド社

2 看護の目的

看護の領域は、従来の医療機関から地域・在宅へと拡大し、看護の目的は「健康を増進し、疾病を予防し、健康を回復し、苦痛を緩和すること」となっている。

ー1　健康の増進

健康とは、WHO憲章[*1]（1946年）の定義「健康とは、疾病、虚弱でないというだけでなく、身体的にも精神的にも、また社会的にも完全でよい状態であることをいう。及ぶ限り最高の健康水準を享受することは、人種、宗教、政治的信条、経済的あるいは社会的状態の如何を問わず、すべての人間の基本的権利である」が広く知られている。しかし、地球レベルの環境汚染や治安上の問題がある現在、この定義に基づいて健康な人を具体的に思い描くことは困難である。近年の健康は、非常に望ましい健康レベルから不健康なレベルの間を絶えず揺れ動いている連続的な概念ととらえるのが一般的となっている。健康であると自負していた人が健康診断で高血糖や高血圧を指摘されたり、身体障害のある人が自立した生活を維持しているなどは、健康を疾病・虚弱の対極としてではなく、連続した概念としてとらえている例であろう。

このような健康の推進には、健康診査、健康相談、健康教育、健康学習支援などが含まれ、個人の健康レベルを上げることを意味する。具体的には、妊産婦に対する栄養指導、育児相談、定期健診、介護予防教室がその活動例として挙げられる。　　　■新田　静江■

《引用文献》
*1　宮坂忠夫　1976　WHOの定義による健康の概念「保健の科学」18(8)、471-473

2 看護の目的

●-2 疾病の予防

　疾病の予防は、健康レベルの低下予防を意味しており、低下リスクの高い対象者への看護が含まれる。例えば、インフルエンザに罹患しやすい小児や高齢者に対する予防接種を推進することや、喫煙が、肺がん・虚血性心疾患・脳血管障害や胎児へのリスクが高いため、禁煙を推進することなどが挙げられる。また、小児虐待者になるリスクが高いことが報告されている被虐待者としての成育歴のある者を、健康診査や健康相談にて把握し、支援していくことも小児とその親の新たな疾病を予防する看護の一つである。

　疾病の予防は、合併症の発症を予防することでもある。糖尿病と診断された対象者に生活習慣上の問題点の認識を促し、食事療法実施に必要な知識と技術を指導することは、糖尿病の合併症である糖尿病性網膜症・糖尿病性神経症・糖尿病性腎症の発症を予防するための看護の例である。

　疾病の予防は、健康レベルの低下している対象者を介護している家族介護者に対する指導も重要である。寝たきり状況の高齢者に、褥瘡・関節拘縮・筋萎縮・沈下性肺炎・腎結石などの廃用症候群と呼ばれる新たな疾患を発症することは周知の事実であり、その発症を予防するためには、定期的な関節可動域訓練の実施や体位の工夫や離床介助などが不可欠な支援となっている。このような対象者を在宅にて毎日介護する家族に対し、介護に伴う困難さを理解し、その努力を認め、新たな疾病の発症予防に求められる知識と技術を指導することが、疾病の予防には重要となっている。　　■新田 静江■

2 看護の目的

●−3 健康の回復

　対象の健康レベルの回復には、受療行動支援、生活環境調整、機能改善への支援、障害受容への支援など多様な看護実践が含まれる。健康レベルの回復に必要な医療を受ける対象には、健康の回復に必要な検査や治療を苦痛が少なく円滑に受けられるように支援することが求められ、手術を受ける対象への術前教育や術後の全身管理などがその例である。

　健康の回復には、疾病の発症により生じている機能障害の改善に向けて、日常生活活動を独力で行う、または最小限の介助にて行えるように支援することも含まれる。例えば、神経系変性疾患による嚥下障害のある対象者が、誤嚥なく食物を経口摂取できるように食事形態や体位の工夫をすること、脳梗塞により歩行困難のある対象者の排尿の自立を目標とする車椅子・便座への移動動作指導、衣服の工夫、トイレ環境の整備などである。

　また、治癒や機能の改善が望めない障害のある対象者が、残存する能力を最大に発揮でき、環境に適応し、調和がとれた生活を営んでいけるように支援することも、健康の回復への看護である。交通事故により脊髄損傷を受けた対象者が、運動機能障害や感覚機能障害を受け入れ、日常生活における代償動作獲得を目標とする移乗動作や車椅子操作訓練、食事摂取に必要な道具の工夫、自己導尿技術の指導、社会生活環境整備を目標とする関連部門との連携による就学・就業計画立案などは、健康の回復に向けた看護の例であろう。

■新田 静江■

2 看護の目的

● - 4　苦痛の緩和

　苦痛は、当事者のみが感ずる主観的な体験であり、医療を求める主たる理由となっている。苦痛には、疼痛、不快感、搔痒感、息苦しさなどの身体的苦痛と、不安感、無力感、自尊心喪失、孤独感、自責の念などを含む精神的苦痛とに区分される。

　身体的苦痛への看護は、初めにその体験を受け入れ、理解する努力のもとで、苦痛を感ずる部位、程度、発症経過、性質、生活への影響などをアセスメントし、苦痛を軽減するケアを提供し、増強因子を除去し、随伴症状の軽減を図ることである。例えば、変形性膝関節症による慢性疼痛のある高齢者の訴えを傾聴し、「それは辛いでしょうね」と苦痛体験を受け入れ、関節負担の軽減を図る動作を指導し、鎮痛剤の服用について説明することである。確定診断の為の検査前の対象者に対し、感情表出を促進することで強い不安感を感じていることを理解し、検査に関する情報を提供し、背部をマッサージすることは、精神的苦痛の軽減をはかる看護実践例であろう。

　苦痛の緩和は、危機的な状況にある者の生命の安全を確保することであり、安らかな死を迎えるための支援でもある。訪問看護師が、在宅で終末期を迎える対象者とその家族に対し、24時間対応を保障すること、死の受け止め方を確認すること、予測される身体的変化について説明すること、起こり得る周囲の人々の反応について話し合うことなどは、看取りに伴う苦痛に対する緩和の例である。

■新田　静江■

3 看護の対象

●-1 あらゆる健康レベルにある人々

　看護の対象は人間である。人間は身体的・精神的・社会的側面をあわせもつ存在である。看護者の倫理綱領[*1]の前文には「看護は、あらゆる年代の個人、家族、集団、地域社会を対象とし、健康の保持増進、疾病の予防、健康の回復、苦痛の緩和を行い、生涯を通して、その最後まで、その人らしく生を全うできるよう援助を行うことを目的とする」とある。

　看護は人々の健康レベルに応じて、健康問題を解決するために実践されるが、健康のとらえ方や概念が多様化しつつある現在、健康とは単に病気のない状態と考え、病気か健康かの線引きを明確に行う人はまずいないであろう。アントノフスキー[*2]は、健康から疾病までを一連の連続体としてとらえ、人々をその時々で、最も高い健康状態から死までのいずれかに位置付けるという考え方を提唱した。看護がこの連続体のなかにある人々を対象とする意味は、ある人がある時点でこの連続体のなかのどこに位置しているのかに着目して援助するということである。

　看護は生命の誕生から死に至るあらゆる人々の健康問題を支援するので、必然的にあらゆる年齢層の人々を対象とすることになり、その活動範囲は実に広くなる。

■伊達 久美子■

《引用文献》
*1　日本看護協会　2003「看護者の倫理綱領」
*2　Antonvsky, A. 1987　山崎喜比古・吉井清子監訳　2001『健康の謎を解く―ストレス対処と健康保持のメカニズム―』有信堂高文社

3 看護の対象

●－2　あらゆる発達成長段階の人々

　発達とは、人間の誕生から死までの一連の過程のなかで起こる身体的・精神的な変化及び相互作用である。発達ということばには、より良い状態への前向きな変化という意味が含まれている。しかし中年期以降は必ずしもすべてが前向きな変化ばかりではなく、老いによる衰退といったマイナス面の変化も生じる。しかしこれを成熟という意味でとらえると人は生涯発達する存在であると言えよう。

　人の一生はいくつかの段階（ライフステージ）に分けることができる。ライフステージの代表的な区分の仕方を例に挙げると、新生児期、乳児期、幼児期、学童期、思春期、青年期、壮年期、中年期、高齢期となる。人々の身体的・性格的特性や生活行動パターンの一定の持続期間がステージとして識別され、各ステージにはそれぞれの発達課題がある[*1]。人は各ステージにふさわしい役割を遂行して、課題を達成するが、ライフステージと年齢は必ずしも対応するわけではない。すべての人が同じスピードで成熟するわけでなく、また個人が社会的役割を担う年齢にも幅がある[*2]。看護者に期待されることは、人はつねに発達し変化する存在としてとらえながらも、各ステージにおける特徴と共通性を見据えた上で援助をすることである。

■伊達 久美子■

《引用文献》
* 1　斎藤耕二・本田時雄編　2001『ライフコースの心理学』金子書房
* 2　Clausen, J. A.　1986　佐藤慶幸・小島茂訳　2000『ライフコースの社会学』早稲田大学出版部

3 看護の対象

●-3 個人と集団

　前述したように看護の範囲は、個人、家族、集団、地域社会と幅広く、あらゆる場で実践されている。かつて個人レベルで行われていた看護も、近年は集団に対して活発に行われるようになった。

　ここでヘルス・コミュニケーションの種類と場面を下の表のようにまとめたので紹介しておこう。ヘルス・コミュニケーションは、ヒューマン・コミュニケーションのうち、健康に関する事項を扱う場合をさし、一般に個人間の健康を巡るやりとりに、コミュニケーションの概念や理論が適用されてきた。しかし個人間にかかわらず多くの場面でそれは起こっている。集団内のコミュニケーションがうまくいけば、集団が良好に機能する公算が高い。集団での活動が多くなるにつれて、看護者が集団内でのコミュニケーションに関する理解を深めることが重要となってくる。[*1]

表　ヘルス・コミュニケーションの種類と場面

コミュニケーションの種類	場面
マス・コミュニケーション	国家及び世界の保健計画・健康増進及び公的公衆衛生計画
公的なヘルス・コミュニケーション	健康に関する個人発表、演説、講演
組織内のヘルス・コミュニケーション	病院経営、職員管理
小集団のコミュニケーション（個人対集団）	治療方針の打ち合わせ、職員報告、治療チーム相互の話し合い、少人数グループの患者教育指導（栄養教室・運動教室など）
個人間コミュニケーション（個人対個人）	医療者同士、通常の医療者と患者とのコミュニケーション（入院時のインタビュー、個人に提供される看護ケア、個別の患者教育指導）

■伊達　久美子■

《引用文献》
* 1　Northouse, P. G・Northouse, L. L　1992　信友浩一・萩原明人訳　1998『ヘルス・コミュニケーション―これからの医療者の必須技術―』九州大学出版会

4 看護者の役割

●-1 対象者のより良い変化を目指す

信頼関係を築く

　対象者に看護を行う看護者は、まず、対象者との信頼関係を築く必要がある。対象者が自分の病気の症状や、心のなかにある様々な思いを打ち明けてくれなければ、適切な看護を行うことはできないからである。信頼関係を築くための方法は、対象者によって個別性があり、ケース・バイ・ケースで難しいが、初めての面接には次のような配慮が必要である。準備として、①看護者は第一印象を良くするために身だしなみを整える。次に、②環境を整える。対象者と話す場所の温度や湿度、騒音への配慮だけでなく、プライバシーの保護が重要である。また、部屋を設定する場合は事務的な机と椅子だけでなく、リラックスできる調度品も必要であり、対象者と看護者の座る位置への配慮も必要である。その上で、③看護者から部屋に招き入れる場合や対象者の部屋を訪れる場合があるが、看護者からあいさつや自己紹介を行う。最後に、④対象者に本人であることを確認し、話を聞いてよいか承諾を得る。この後、問診を行いながら、対象者の訴えを聞き、苦痛や悩みを知り、一緒に解決策を考えていくなかで信頼関係を築いていくのである。

対象者のことを真剣に考える

　信頼関係を築くためには、対象者のために何ができるのかを真剣に考えていく気持ちと態度が大切である。対象者の訴えを聞きながら、うなずき・繰り返し・言いかえて確認して、対象者のもつ問題を明確にしていく。辛さを理解する態度を伝え、対象者と共に問題

点を整理していく。真剣に傾聴する態度が伝わることによって、この人になら話せる、相談に乗ってほしいと対象者が考えるようになっていくのである。また、問診では専門用語を避け、質問は自由な回答ができる open-ended questions（開かれた質問）とし、うなずきなどの非言語的コミュニケーションで看護者の気持ちを伝え、共感し、最後に必ず「もっとほかに気になることはありませんか」と尋ね、言えなかったことがないかを確認する。

対象者に確認する

対象者が望んでいることは、本人にしか分からない。訴えを聞きながら、確認し、ことばに出して「こうしたいのですね」「これがあなたの希望なのですね」と確認することを忘れないようにする。看護者の思い込みで対象者に負担を与える危険を避けるためである。

家族にも協力を求める

対象者のいちばん身近にいて、対象者を理解しているのは家族である。対象者の理解のためにも、対象者の希望を実現するためにも、家族の協力は不可欠である。しかし、身近にいるからこそ言えないこともある。看護者は対象者と同時に家族とも信頼関係を築くこと、家族と対象者との関係も観察していくことが大切である。

対象者のより良い変化を目指して

健康な人間同士であっても人間関係は簡単ではない。相手が病気をもった対象者であればなおさらである。対象者のより良い変化のためには、看護者が対象者のために適切な計画を立案すること、その計画の実行に対象者が協力してくれることが必要である。それには看護者のアセスメント能力と、対象者との信頼関係が不可欠である。看護者の役割は対象者の信頼を得るための専門的知識と人間性、そして、アセスメント能力をもち、実践することである。

■石原　昌■

4 看護者の役割

●-2 観察と看護実践

観察とは

　観察とは、「物事の現象をありのままの姿で、直接的で注意深い分析的な関心を通して知覚する行為」であり、「観察は五官を使って行われ、知覚したデータを手掛かりに、その意味を認識する」[*1]ことである。看護における観察を、体温・脈拍・呼吸・血圧などのバイタルサインの測定値と考えるのは間違いで、一般状態の観察とはバイタルサインを測定しながら、顔色・表情・声の調子などの対象者の言語的・非言語的コミュニケーションも観察していくことである。そのため、適切な観察のためには対象者に起こることを予測できることが必要である。

　問診をしている間も、看護者は常に観察を行っていなければならない。話し方や質問の受け答えから、聴力はどうか、理解力はどうかと観察する。どこか痛い所はないのか、何を気にしているのか、と観察しながら話を聞いていく。この場合注意するべきことは、ある年齢までの子ども以外の対象者は、信頼していなくても表面上は拒否せず話してくれる場合が多い。そういう対象者との会話の中で、信頼関係を築くかかわりを行っていくためには、看護者の観察する能力と対象者の気持ちに対する感性が必要である。

観察したことをアセスメントする

　対象者のバイタルサインを観察して体温が高い、呼吸が速い、脈拍が速い、血圧が高いなどの変化があった時、看護者はその原因を考えて、さらに観察や質問を行う。例えば、体温が高いなら「風邪

をひいた感じはないか」「咽喉は痛くないか」「鼻は出ないか」と聞いて、何のために発熱したのかを判断していくのである。そして、一定時間後に再度検温を行う、必要なら冷罨法を行う、必要なら医師に報告し薬剤の指示を受けるなどの対処を行っていく。

このように、看護者にとって観察は看護そのものであり、観察したことをアセスメントするために、さらに観察したり、問診して確認したりしていく。一つの観察項目からいくつの情報をとらえることができるのかが、看護者としての能力と言ってもよいと考える。

観察と看護実践

観察と看護実践は別々のものでなく、互いに関連しているものである。問診し、観察し、アセスメントし、必要な看護を実践し、その結果について、また、対象者に問診し、観察し、アセスメントしていくのである。看護過程は対象者のために看護計画を立案する時に行われる（対象者の情報を収集し、アセスメントし、計画を立案し、評価し、計画の修正を行う）一連の過程である。しかし、この看護過程における情報収集、実施、評価は、一つひとつの看護の実践の時にも行われていかなければならない。看護者には実践したことを正確に評価できる観察力と、必要に応じて修正した看護を正確に実施できる実践能力が必要である。看護者は対象者のためにそれらの能力を活用できることが要求されており、その能力が対象者からの信頼を得ることにつながっている。対象者が言わなくてもその気持ちや苦痛や悩みが分かり、必要な援助を行っていくことができる看護者になるためには、看護の実践能力としての観察力やアセスメント能力とともに、感受性を磨くことが大切であると考える。

■石原　昌■

《引用文献》
*1　内藤寿喜子　2000『基礎看護学2』メヂカルフレンド社

5 看護実践の過程

●-1 情報収集

　看護実践の過程とは、患者の健康上の問題を系統的に判別し、解決するための計画を立て、実施し、評価する一連の過程を言う。その過程は、「アセスメント（情報収集と問題の明確化）」、「計画立案」、「実施」、「評価」という要素から構成される。

　情報収集はアセスメントの第一段階であり、正確な情報を得ることが適切な看護実践の決め手となる。情報収集の目的は、患者の健康状態に、直接・間接的に影響を与えている因子や心身の健康状態を示す反応を、情報として得ることである。

　看護実践のための情報には、主観的情報と客観的情報がある。主観的情報は、患者によって表現される訴え、感情、考え、意見などであり、ことばで表現されるものと、表情や態度など間接的に表現されるものとがある。客観的情報は、看護者の観察によって得られる症状や徴候、行動などである。これらの情報は、面接や観察によって収集される。

　看護の実践は、心身の健康障害によって満たされないニードを充足し、患者がより健康的な生活を営めるように援助することである。看護哲学と患者理解の観点から情報収集の枠組みが作成され、一般的には、①患者の健康障害の範囲や程度、②患者の生活背景や心理・行動特性、③患者の価値観や自己認識に関する情報が収集される。有用な情報は患者と看護者の人間関係を通して収集されることから、看護者にはコミュニケーション技術が要求される。

■常盤 洋子■

5 看護実践の過程

● − 2 判 断

　収集された情報は解釈・分析され、健康上の問題が明確にされる。その問題の判断過程を通して看護実践の根拠が確認され、方向性が示される。

　患者の健康上の問題は、診断名や症状、異常所見そのものではなく、患者にとってどのように問題になっているか、日常生活にどのように影響を与えているかが問題としてとらえられる。

　健康上の問題には、健康障害そのものからくる問題と、健康障害によって二次的に引き起こされる問題（生活における不自由さや基本的ニードの欠如、社会的役割の喪失など）がある。

　健康上の問題の判断過程には3つの段階がある。①情報の整理と分類、②情報の解釈・分析（情報そのものの解釈と情報間の関係の読み取り）、③問題の明確化（解釈に看護の視点から判断を加え、健康上の問題を結論づける）。健康上の問題の明確化には、第二段階（情報の解釈・分析）が重要な要素となる。収集された情報は、看護学や医学、心理学、行動科学など関連領域の理論や診断基準を用いて解釈され、意味が引き出される。さらに、解釈された情報間の関連性が検討され、判断が加えられ、健康上の問題が明確にされる。

　明らかにされたいくつかの健康上の問題は、①生命の危険性、②患者の主観的苦痛、③健康回復への影響の観点、④看護対応の困難性から問題解決の優先順位が判断される。

■常盤 洋子■

5 看護実践の過程

●-3 目標の設定

　患者の健康上の問題解決を目指して、効果的かつ効率的に看護を実践するためには、目標を設定する。

　目標とは、看護の実践によって患者の健康上の問題が改善もしくは解決され、患者にもたらされるはずの良い結果である。目標には、長期目標と短期目標がある。長期目標は、患者に提供される看護サービス全体を指針化するもので、「看護方針」と呼ばれる。短期目標は、具体的な援助によって健康上の問題の改善若しくは解決が「期待される結果」である。それは、健康上の問題一つひとつに対して具体的援助の成果が客観的に観察できるレベル（患者の口答や反応レベル）で記述される。

　「看護方針」は、看護の方向性が示されるように設定される。

　「期待される結果」は、具体的援助によって患者の健康上の問題がどのように改善若しくは解決されるかという結果を表すように設定される。それは、「具体的援助」を評価する基準となるため、評価可能なことばで表現することと、評価のための期限を設定しておくことが重要である。

　「看護方針」、「期待される結果」は、現実的で到達可能な目標として設定される必要がある。そのために、①現実的に可能な内容か、②時間的配分は妥当か、③患者の個別的な対処能力への配慮は十分か、④治療（回復）過程に矛盾していないか、の4つの事項について熟慮して設定する必要がある。

■常盤 洋子■

5 看護実践の過程

● － 4 具体的援助方法の選択と実施

　患者の健康上の問題に優先順位がつけられ、目標（看護方針と期待される結果）が設定されると、具体的援助方法が選択される。

　看護の実践は、患者の状態をより良い状態に変化させるために実施される。看護者は、患者の健康上の問題を改善あるいは解決し、目標とする状態に到達する（期待される結果をもたらす）ための手段となる具体的援助方法を選択する。

　具体的援助方法は、患者の健康上の問題解決を目指して、現実的で効果的であるか、患者の安全性と快適性が配慮されているかを検討して決定される。そして、援助の実施に向けて、科学的根拠に基づいて、個別性（症状、心理・行動特性など）が考慮された看護計画が立案される。計画は、いつ、だれが、何を、どのように行うかついて具体的に、合理的に立案される。

　具体的援助方法の種類には、身体的な援助（基本的ニードへの援助、不快を緩和する援助）、心理的援助（心理的支持を与える援助）、健康教育、環境調整（患者の安全を守る、快適な病床を整える、プライバシーを守る）、医師の診療の補助がある。

　看護者は具体的援助を実施する際には患者にその活動について説明し、患者の受け入れ状況を確認する必要がある。そのために、患者とのコミュニケーションを通じて、訴えや希望を聞きながら実施することが重要である。

■常盤　洋子■

5 看護実践の過程

●−5　結果と評価

　評価の目的は、目標への到達度を測ることにより、実施した具体的援助の効果を目標に照らして判定し、看護実践の効果や改善の必要性に関する具体的情報を提供することである。具体的援助を実施した結果をもとに、患者の健康上の問題が解決されたかどうか、期待される結果や看護方針をもとに検討し、看護実践過程の各段階を振り返って判断する。そして必要に応じて再アセスメント、優先度の再考、計画の修正を行う。

　看護者が主体的、意図的に実践した援助の成果は、患者の状態や反応（行動）の変化と、実施した看護の質の二つの観点から評価される。

　看護実践の評価は、次の4つの要点をもつ。①患者に期待される結果の到達度を評価する。②看護実践過程のすべてにフィードバックさせて評価する。目標に到達した場合は、看護実践過程のどの部分が適切であったのか、到達しない場合は、どの部分に問題があったのかについて情報を収集・分析し、援助計画の継続、修正、変更を決定する。③看護実践過程を計画段階と実施段階の二つの観点から妥当性を検討する。計画の段階では、情報収集から目標設定に至る分析過程に問題がなかったか、実施の段階では、計画に基づいて行った具体的援助の適否と、患者の状態が好転したかどうかを問題にする。④評価の時期や方法は、健康上の問題に対応して（症状の経過が急性か慢性か）評価の時期が設定される。　　■常盤 洋子■

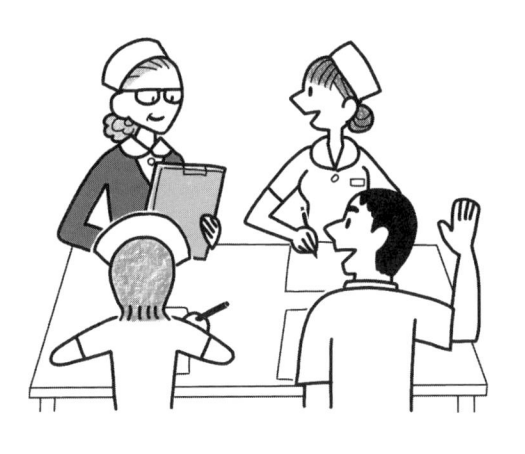

[Ⅱ] 看護コミュニケーションの基盤

1 人間対人間の関係の確立

●-1 対象者を尊重する

医療現場と"権威"

　看護の各場面において、看護の対象となる個人（あるいは集団）を理解し、尊重することは基本的な姿勢として当然のことであり、重要なことである。看護の対象は、健康であれ、不健康であれ、すべての健康レベルにある個人または集団であるが、様々な医療施設において、健康に関する領域の専門職が対象に相対する場合、多かれ少なかれ、権威構造が伴いやすい。それは、医療者側が無意識に前提としている場合もあるが、対象になる患者が「医療施設を受診する」場合に、経験的に、あるいは無意識に感じている場合も少なくない。特に、健康障害を抱えての受診の場合は、その傾向がある。その程度は、恐らく職種によっても異なると思われるが、また各医療職者個人によっても、異なる可能性が高い。それらの職種の中で、看護職は、比較的対象に近しい存在であるという認識が、対象にも看護職者自身にもあるようであるが、対象が多かれ少なかれこの権威を感じつつ、相対していることを念頭に置いておく必要がある。つまり、こちら側にそのつもりがなくても、看護職者として発したことばや対応には、それ自体が権威を帯びて受け取られる可能性があるということである。例えば、保健行動上の誤解を指摘したつもりが、叱られたと受け取られる、などである。

専門職としての立場

　対等な人間対人間として、対象を尊重しつつ相対しているのだということを自覚し、それが相手にきちんと伝わるように対応することは、

1　人間対人間の関係の確立

実は容易ではない。専門性を発揮する場合には、当然専門職としての責任が伴うが、それと権威は本来別物であることを、まずは認識しておかなければならないだろう。問題解決の主体は対象本人であって、看護職者は対象との関係性において、あくまでも援助者であるということを伝える必要がある。そして、対象の発言に真摯に耳を傾け、またその姿勢が対象に伝わる工夫も必要である。加えて、プライバシーの保護に関しても十分な配慮が必要である。

　看護職は家庭生活や社会生活を営む個人（あるいは家族・集団）の、「健康」面に係わる専門職である。対象の健康レベルは様々でありかつ流動的でもあって、そのレベルを判断した上で援助の方向性が決まってくる（図）。健康レベルによっては対象のコミュニケーション能力も異なってくる可能性があるが、"対象を尊重する"という基本姿勢は同じである。それぞれの健康レベルやコミュニケーション能力、及び援助の方向性において、対象を尊重していることが相手に伝わる様、配慮・工夫しなければならない。

■矢野　恵子■

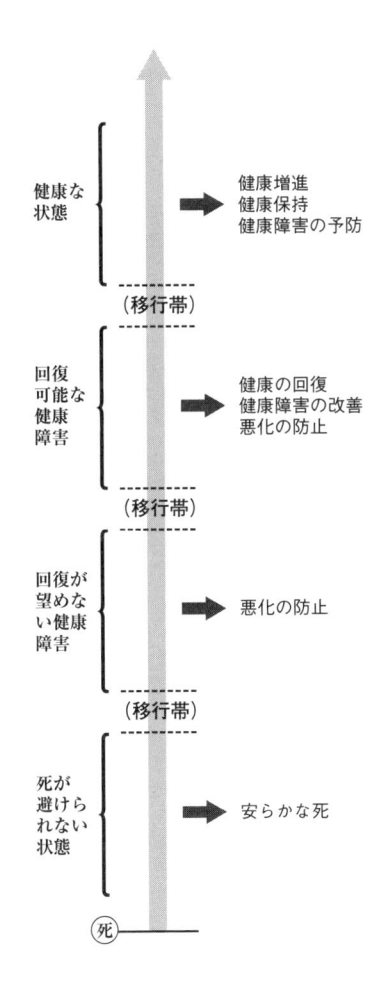

健康レベル	看護の方向性
健康な状態	→ 健康増進／健康保持／健康障害の予防
（移行帯）	
回復可能な健康障害	→ 健康の回復／健康障害の改善／悪化の防止
（移行帯）	
回復が望めない健康障害	→ 悪化の防止
（移行帯）	
死が避けられない状態	→ 安らかな死
死	

図　健康のレベル（健康—健康障害連続体）と看護の方向性

1 人間対人間の関係の確立

●－2 看護職者の意思を伝える

　看護職者の意思を正確に対象に伝えるには、場面設定やことばの選び方なども含め、専門的なコミュニケーション技術が必要であろう。

　その場合、対象の生育歴や教育背景、生活背景などを考慮して、相手が理解可能な表現を使用する必要がある。だれが聞いても分かりやすい表現を心がけることは言うまでもないことであるが、つい使い慣れた専門用語を使ってしまったり、また逆にあまりにも平易な表現を使うことによりかえって分かりにくくなったり、対象のプライドを傷つけたりする可能性もあるので注意する。新聞・TVなどのメディアでどのような表現が使用されているかにも敏感でありつつ、常に表現方法の工夫をすることが必要である。

　分かりにくい内容については、資料などの媒体を活用したり、複数の表現を用いるなどの工夫も必要である。その上で重要なのは、看護職者の意思が正確に対象に伝わったかどうかを、確認することである。情報提供イコール「伝わる」ではない。医療者側の意図がきちんと伝わったかどうか、対象の直接的言語表現だけでなく、表情や話し方、及びその後の行動などによって、確認する技術も必要である。

　また、話を聞いた時は分かったつもりであっても、しばらくしてよく考えてみるといくつかの疑問が生じてきて、しかし今更質問しにくい、ということもよくあるので、「何か分からないことがあれば、いつでもご質問ください」などと伝えて、その後のフォローをしていく配慮も有効だろう。

■矢野 恵子■

1 人間対人間の関係の確立

●-3 ともに治療に取り組む

　健康上の問題の改善に取り組む主体は対象本人である。看護職者は,本人が効果的にその問題に取り組めるよう援助する立場にある。専門的な保健指導・保健教育を実施したり,患者が選択可能な複数の選択肢を提示したり,求められた助言を提示したり,というかかわりをもつわけであるが,その過程で「ともに考える」という段階を入れていくことも必要である。行動の主体が本人であることを明確にしつつ,その本人が納得して選択できるために行う専門的な情報提供は,「ともに考える」という基本的姿勢において有効である。選択するのはあくまでも本人であるが,そう伝えることにより"突き放された"と感じられる場合もあるので,時には選択の過程で共に迷い,また対象が迷っているという事実を認め,あるいは視点の変換を促すような思い切った選択肢をあえて提示するなどといったかかわりを通じて,「ともに取り組んでいる」という認識を対象がもてるならば,それは本当の意味で専門的援助者として受け入れられることにつながるだろう。

　その上で,対象が十分な検討を経て至った結論や選択結果を(その検討・選択過程も含め)尊重し,支持する。ただし,本人にとっての検討・選択過程がその時点で終了するとはかぎらないので,いったん出した結論について,将来的に再度迷い,新たな情報を求め,再検討してよいこと,その段階でも「ともに考え,ともに取り組む」ことをあらかじめ伝えておく必要がある。　　　■矢野　恵子■

2　コミュニケーションの基本を身に付ける

●−1　ことばを大切にする

ことばと認識

　コミュニケーションにおいて、ことばの果たす役割は非常に大きい。共通言語を有する関係においては、最も正確で多種多様の情報を相互に伝達することが可能な媒体である。よって、より有効なコミュニケーションを目指す場合に、ことばの使い方に関する配慮はどれほどしてもしすぎということはないだろう。

　人は、相手に伝えたいことがある場合、それをより正確に伝えられることばを意識的、あるいは無意識に選択し、口にのせる。表現されたことばは、相手の聴覚で受け止められた後吟味され、本人のことばで認識される。ただしその過程において、両者の関係性や場面の状況、両者の背景条件や言語能力、伝えたい内容やその重要度などによって、同じ伝えたい内容でも、表現の段階で使用されることばは大いに異なる。受け止めた側も、そのことを考慮した上で、発せられたことばを吟味し認識する。そして、最終的にそれぞれが認識した内容で、その時の会話の内容は記憶される。以上のことを十分理解した上で、ことばを選択する必要がある。

継続的モニターの必要性

　情報や意思の伝達において、恐らく「ことば」より正確に伝えられる媒体はないであろう。しかし、その思い込みが「誤解」を呼ぶ可能性についても明確に意識しておく必要がある。より正確な情報伝達のためには、お互い、会話に使用されたことばが相手にどのように認識されているかを継続的にモニターしていく必要があるとい

うことである。

以上の流れを図式化したものが図である。

専門的「共通言語」の開発

看護実践においては、対象に関する主観的情報と客観的情報を区別して表現・記録する方式が、一般的である。しかし、同じ情報に関するアセスメントは、現実的には同じとはかぎらない。アセスメントが異なれば、当然看護計画も異なってくる。そのようなことによる対象への影響を最小限にするために、例えば看護診断などの「共通言語」の開発は、アセスメントに必要な情報及びアセスメント過程の標準化の試みと合わせて、非常に有効である。

■矢野 恵子■

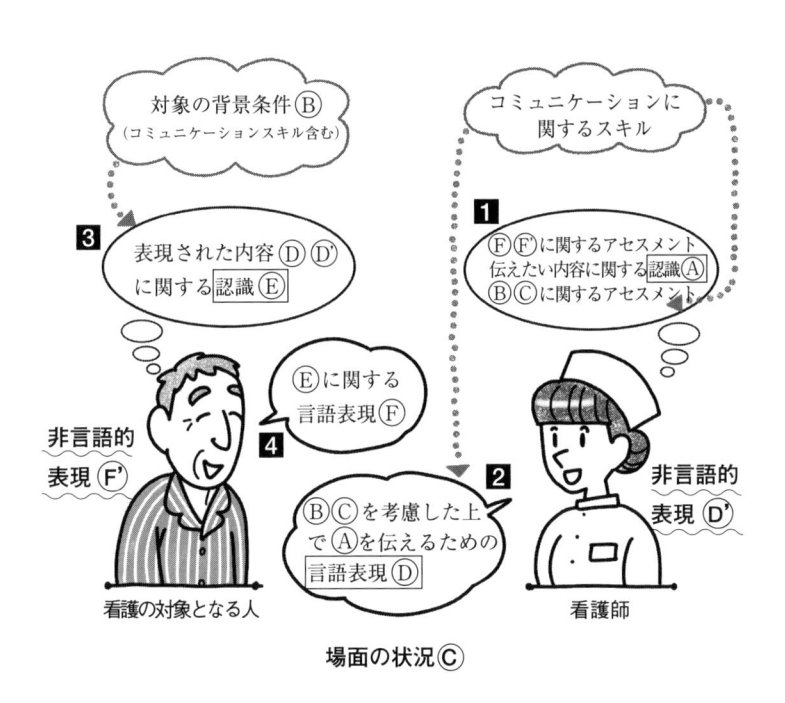

図　認識とコミュニケーション（看護師側に伝えたい内容がある場合）

2 コミュニケーションの基本を身に付ける

●-2 非言語的コミュニケーションを理解する

非言語的コミュニケーションの種類

コミュニケーション場面における、コミュニケーションに影響を与える可能性のある言語以外の情報には以下のようなものがある。

- **表情**：その時の表情及びその変化、視線や目の動きなど
- **動作**：身振り、手振りやその大きさ・速度、姿勢やその変化、緊張あるいはリラックスの状態など
- **外見に関するもの**：衣服、装飾品、身に付けているものの清潔程度、TPOをふまえているか、など
- **コミュニケーション場面**：場所、照度、静かさ・騒音の有無、空間の広さ、清潔さ・片付け具合、臭い、BGM、プライバシーが保護される程度などの選択状況
- **「ことば」に付随するもの**：速度、音量、緊張度、ことばの種類（例えば標準語、方言、改まった表現や敬語の使用方法、砕けた表現やため口、専門用語や外来語の使用など）

そのほか、例えば「沈黙」（及びその長さや出現場面）や、「会話時に触れられなかった内容」「会話には加わらなかったが、内容が聞こえる範囲にいた人物」なども、広い意味での非言語的コミュニケーションとしてとらえられるだろう。同じ「ことば」が使用されたとしても、これら非言語的コミュニケーションによって、伝わる内容は大いに異なる。これらに関する情報をできるだけ客観的に把握し、言語的コミュニケーションに合わせて、対象の認識の理解に努める必要がある。また、相手に正確に伝えるための非言語的コ

ミュニケーション条件についても十分考慮している必要がある。

非言語的コミュニケーションに影響するもの

これら非言語的コミュニケーションがどのように対象に受け取られるかは、言語的コミュニケーション同様、両者の関係性や両者の背景条件、言語能力、伝えたい内容やその重要度などによって異なる。そのあたりをどう判断するかは、認識主体の経験に左右される部分が大きいと思われる。また、影響が大きいがゆえに「思い込み」や「誤解」の温床ともなりかねない。

言語的コミュニケーションによる確認

思いこみや誤解を防ぐためには非言語的コミュニケーション内容に常に敏感であると同時に、その結果自分が受け止めた具体的内容や、相手が認識した具体的内容について、「言語的コミュニケーション」を用いて、確認、あるいは継続的にモニターする必要がある。この確認過程は、実施そのものが相互理解を深めるために有効なだけでなく、看護職側のコミュニケーションに関する基本的姿勢を対象に示すことにもつながり、相互の信頼関係の構築にとっても有効なはずである。

対象の立場に立って考える

"対象の立場に立って考える"というのは看護の基本的姿勢の一つである。これは非言語的コミュニケーションに関しても言えるだろう。前述の様々な非言語的コミュニケーション及びその組み合わせが本人にとってもつ意味を理解しようと努める必要がある。同じ表現でも対象が異なれば、当然意味するところも異なる可能性が高い。できるだけ適切に理解するためには、対象の背景条件に関する情報収集と、対象の視界に映っている景色の理解、及び前述の言語的コミュニケーションによる確認のためのスキルが必要となる。

■矢野 恵子■

2 コミュニケーションの基本を身に付ける

●－3 接遇行動の基本を身に付ける

接遇と信頼関係の構築

TPOを踏まえた行動かどうかがコミュニケーションに影響することについては、前項でも述べた。社会のなかでの人間関係において、特にサービスの提供者側が適切な接遇行動がとれるかどうかは、両者の信頼関係に大きく影響するので、近年は新人研修や卒後教育の中に接遇教育を取り入れるところが増えてきた。

以前は、敬語や丁寧語を使わず「○○してー」などのぞんざいな表現が横行していたり、個人名ではなく「おじいちゃん」「おばあちゃん」などという呼びかけがなされていたり（これに関しては、我々看護職者に対しても、個人名ではなく「看護師さん」とひとくくりに呼ばれたりする場合もあるが）、対象の眼前で医療職同士の私語が交わされたりなどがあり、様々な医療場面での問題点が指摘されるに至った（恐らくは「漸く」）。その対策の必要性の認識が、現任教育での取り組みにつながり、昨今では接遇面はかなり改善されてきたと言えるだろう。

接遇に含まれるもの

「接遇」は、『広辞苑』（第五版）によれば「もてなし、接待、あしらい」とあるが、具体的な項目としては以下のようなものが挙げられるだろう。

　○**ことばづかい**：敬語(尊敬語・謙譲語)・丁寧語の使い方、表現方法の選択、対象の年齢や理解力に対する考慮など
　○**身だしなみ**：衣服、装飾品、化粧、清潔保持の状態など

○あ　い　さ　つ：TPOを踏まえたあいさつの選択、相手に伝わる話し方など
○マ　　ナ　　ー：TPOを踏まえた行動をとる、など

一般常識としての接遇

　これらを場面に合わせて適切に選択できるためには、所属する社会で「一般常識」と呼ばれている内容を把握している必要がある。また、社会習慣やあいさつに関する慣用句、慶弔による使い分けなどに関する正確かつ十分な知識が必要である。これらはまた、社会の変化に伴い変容していくものでもあるので、それについての情報にも常に敏感でなければいけない。その上で、コミュニケーション場面において、対象が気持ちよく過ごせる、あるいは不愉快を感じない接遇を、個々に選択する必要がある。

専門職としての接遇

　専門職として、対象に対して真摯に向き合っていることが伝わるためにも、接遇に関する配慮は不可欠であるが、これは即、信頼関係の構築如何を左右するものでもある。豊かな言語表現、それを伝えるための豊かな表情・身体的表現、効果的な場面の演出、それらを可能にするための豊富な情報収集などのために、常日ごろの努力が必要不可欠であろう。

　例えばホテルやお店などでは「お客様」という表現が使われるが、これは敬語の使用など適切な接遇と組み合わせて使われて初めて相手に対する尊重が伝わる表現である。近年、臨床現場でも「患者様」という表現が定着しつつある。この表現は、対象に対する医療職の姿勢・立場を表すものであるが、ほかの接遇条件への配慮が不十分であると、そのことばだけが浮きかねない。そうならないための対応上の工夫は、イコール医療場面における適切な接遇につながる、とも言えるのではないだろうか。

■矢野　恵子■

[Ⅲ] 看護コミュニケーションの主要素

1 聞くこと・聴くこと

●-1 聴くことの大切さ

「きく」ということばには「聞く」と「聴く」がある。「聞く(hear)」とは、音、音楽、ことばがただ漫然と「聞こえてくる」、コミュニケーションのためにとりあえず相手のことばを理解することである。一方「聴く(listen)」という行為には、耳と目と心を活用して、注意深く一所懸命に聴く、積極的で相手を分かろうとする働きかけがある。こうした聴き方をカウンセリングでは、傾聴と言う。

人を理解するためには本人の話を聴くことが大切になってくる。特に悩みはないと思っていても、聴いてもらううちに本人さえ気付いていないことが話として出てくることがある。聴いてもらっているうちに客観的になれ、問題解決に結び付くこともある。そのためには聴き手は傍観者の立場で聞いていてはだめである。土居健郎は『方法としての面接』[*1]のなかで、「相手を本当に分かるためには、傍観者の立場を超えて、相手の立場に身をおき、相手の心がこちらに伝わってくるのでなければならない」と言っている。本人が何か話そうとしていることに気がついてそれを受けとめ、聴き手が進んで聴こうという態度を取ると、語り手は安心して話を続けるだろう。聴くことは難しい。話の内容にコメントをはさまずに聴くことは、語り手が自分自身の問題に直面していく過程をともにしようとする厳しさをもっている。しかし、その結果、語る側はことばを受け止めてもらったという確かな実感をもち、自己理解の場を開くことにもなるのである。

■池田 真理■

◀引用文献▶
*1 土居健郎 1996『方法としての面接』医学書院

1 聞くこと・聴くこと

●-2 話に応じること

　話を聴くには、相手が言いたいことを話せるような環境、つまり聞き手の視線、表情、動作などが重要である。また、話し手の話し振りにも注目して聴く。ことばづかい、内容、語調、ことばの雰囲気、ため息、明るさ、暗さ、息づかい、音声、抑揚、ペースなどである。表情や身振りも多くのものを伝えてくれる。

　医師、医学生、看護師、看護学生を対象としたターミナルケアをめぐるアンケートで、次のような設問がある[*1]。「私はもうだめなのではないでしょうか」という患者のことばに対して、どう答えますか、という問いである。選択肢は5つである。

　(1)「そんなこと言わないで、もっと頑張りなさいよ」と励ます。(2)「そんなこと心配しないでいいんですよ」と答える。(3)「どうしてそんな気持ちになるの」と聞き返す。(4)「これだけ痛みがあると、そんな気にもなるね」と同情を示す。(5)「もうだめなんだ……とそんな気がするんですね」と返す。

　結果は、精神科医を除く医師と医学生のほとんどが(1)を、看護師と看護学生の多くが(3)を選んだそうである。精神科医の多くが選んだのは(5)である。一見なんの答えにもなっていないように見えるが、実はこれは解答ではなく、患者のことばを確かに受け止めましたという応答になっている。ことばを受け取ることが、すなわち話に応じることになるのだろう。

■池田　真理■

◀引用文献▶
*1　中川米造　1994『医療のクリニック「癒しの医療」のために』新曜社

1 聞くこと・聴くこと

●－3 応じ方の基本

　ロジャーズは『来談者中心法』*1のなかで、カウンセラーの3条件として、①自己一致、②無条件の積極的関心、③共感的理解を挙げている。①は話に応じている時に、聴き手が感じていることに敏感に気付き、一致するようにすることである。話し手は聴き手の態度に裏表がないと感じる。②は聴き手の価値観に合わないことを言ったとしてもとがめることなく、そのままを受け入れるということである。話し手は「この人なら何を話しても大丈夫」という安心感が得られる。③は聴き手が話し手の固有の世界をあたかも自分自身のように感じ取り、しかし決して話し手の感情には巻き込まれないことを言う。話し手は「分かってもらえた」という気持ちになる。こうした態度で聞くことにより、話し手とのリレーションづくりをすることが必要である。

　相手が話しやすい雰囲気を作るには、両者の座り方や距離も重要である。真正面に向かい合うと緊張感が増すので、相手と直角の位置か斜め、あるいは横に座るとリラックスできると言われている。距離は遠すぎず近すぎずの0.8m～1.2m程度が適切だとされている。*2また、聴く時には手や足を組むと、拒絶するポーズに見えるので避ける。心もち背を丸くするような気持ちで、身を少し乗り出すようにすると、一生懸命に聴いているということが相手にも伝わるだろう。

■池田 真理■

《引用文献》
*1　Rogers, C.R. 1951　*Client-centered therapy*: Houghton Mifflin
*2　松原達哉　2003『図解雑学　臨床心理学』ナツメ社

1 聞くこと・聴くこと

●－4 聴き手の禁止事項

　話を聴く時、相手の立場に立って話を聴いていなかったり、傷つけることばや態度で相手を嫌な気持ちにさせることがある。以下、気をつけたいことを挙げてみる。

　まず話は最後まで聴く。途中でコメントを挟んだりすると、話し手は何を言おうとしたか分からなくなる。また本音が最後に出てくることも多い。次に、話の内容に対して反論したり、批判したりしない。聴き手は固有の価値観をもっているが、自分の枠組みを押しつけると、とがめた言い方となってしまう。安易に元気づけるのも避けたい。元気づけが必要な場合もあるが、何の根拠もない元気づけは真剣に聴いていない印象を話し手に与えてしまう。最後に、話し手の発言に対して自分勝手な予測や先入観で早急に答えを出さないこと。まず相手が何を語ろうとしているかをちゃんと気づくことが大切である。

　息子が親しい友達をつくれないと、母親が訴えてきた。これに対する聴き方として、「あなたが少し神経質すぎるから、それに反抗しているんですよ」と言えば、母親を批判することになる。「それはお困りですね。私にもそんな子供がいたらどうしようもないですね」と言えば、これは同情的で聴き手の視野が狭い。ひどく分析的に聴いて話の内容にばかり気を取られすぎても、その背後にある不安といらだちを聞き取ることができなくなる。応じ方の基本で述べたような態度で聴いていく過程において、初めて話し手は話をすることができて、新しい可能性が出てくる。

■池田 真理■

2 話すこと

●-1 質問（問診）

　看護の場面で行われる質問は、主に患者に対する問診、という形で行われる。『広辞苑』（第五版）によると問診とは、患者に「病歴・病状などを質問して診断の助けをすること」とある。入院患者の場合、医師が先に外来で問診を行う場合が多いため、患者は入院後、自分の病歴や病状について同じ内容を再三病棟看護者に話すことになる。したがって、看護者が患者の病歴や生活状況、入院後の心身の状態を短時間で把握するためには、焦点をしぼった質問を有効に行うことが求められる。お決まりの項目ではなく、今後の看護ケアの必要性や具体的な看護ケアプランの立案等を意識した問題解決型の質問が必要となる。

　しかし、例えば緊急入院患者の場合、精神的動揺が見られ、現状に適応できず、看護者の質問に答えられない場合も多い。また患者自身の意識がない場合や乳幼児の場合には、患者本人の代わりに家族など第三者に質問することもある。このような状況では、まず治療や看護ケアに必要な優先順位の高い項目のみを質問し、それ以外の内容は、後日確認するかメモに書いてもらう方法が望ましい。

　また問診は患者が病院へ最初に訪れた際に行われるものであり、この時に応じる医師や看護者の第一印象で患者自身の入院や治療生活が大きく変わる。したがって、問診時には看護者がどんなに多忙であろうとそのような素振りを見せずに、笑顔で、相手が聞き取れるような声やスピードで話し、相手のことばに敬意を示し、誠意ある態度で接することが必要である。

■三木　祐子■

2 話すこと

●-2 話しかけること

　看護者は業務が多忙であるが、常に患者に声かけする努力や患者が声をかけやすい雰囲気をもつことが必要である。

　例えば患者に食事の配膳や与薬をする時に「調子はいかがですか」と一声かけるだけでも患者は「この看護師は自分のことを気にかけてくれている」と気分をよくするものである。

　しかし話しかけることは、質問(問診)のように問題解決型の内容ではない。患者に新しい話題を誘導させたり、患者が今、何を欲しているのか、などの解決すべき課題を含まず、看護者の問いかけ自体が患者への接近を意味するものである。まず患者が訴えていることをよく聞き、それに対して自然に応答すること、分かりやすく話をすることである。また例えば痛みのある術後患者には看護者側から「痛いでしょう」と声をかけ、その時の患者の痛みに対する受け止め方に沿った共有体験としてのコミュニケーションも重要である。

　一方、患者は何も聞いてほしくない、話したくないと思っていることもある。このような時でも看護者は患者から決して遠ざかってはいけない。患者が黙っていても看護者から声をかけられることで患者本人が安心することもある。例えば、食事の配膳時に「夕食は旬のお魚料理でおいしそうですよ」、「今日○○のニュースがありましたね」など、その患者にとって関心のありそうな話題を提供すると同時に、患者の返事を期待するような話し方でない方が、患者もプレッシャーを感じることなく、看護者とごく自然に接することができる。

■三木 祐子■

2 話すこと

● － 3　説明・説得

　最近、日本の医療現場でもインフォームドコンセント（説明と同意）が広く用いられている。患者自身が治療を選択し、心身共に自立した行動が取れるように正確で分かりやすい医療情報の提供が望まれる一方、患者が与えられた情報を忘れないことも重要である。

　一般的に病気を抱えている患者は、認知能力が低下している。医師や看護者の説明を受けた直後でも3割程度しか覚えていない。また知的レベルが高い人でも入院、検査などにより普段理解できることでも正しく認知できない場合が多い、との報告がある。病気への不安や痛みの辛さなどが人間の認識を低下させることは、私たちが高熱や腹痛で苦しんだ時を思い出すと少し理解できるであろう。

　したがって、医療者の話は患者の理解度の低下や心身の疲れを考慮し、短時間かつ要点をしぼった内容が望ましい。また患者の理解度を毎回医療者が確認し、重要な箇所は何度も説明する必要がある。

　さらに、家族のような key person が患者の傍らにいるのも患者の理解や判断を助ける。意識のない患者、乳幼児の患者の場合、患者自身が病気の理解や治療方針の判断ができないため、key person の存在は必要不可欠となる。

　患者にとって病気や入院は、精神的に大きなダメージとなる。患者の自己決定、自律という理念の実現には医療サイドからの歩み寄りと患者サイドの支え、つまり医療者の説明・説得、患者の理解を通じた医療者側と患者側の信頼関係が必要である。

■三木 祐子■

2 話すこと

●-4 図・イラストを利用

　病気や治療に関し、患者が正確な理解を得るには、前述の看護者のことばによる説明・説得のみならず、図・イラストの活用も効果的な方法である。医療・看護の現場では専門用語が多く、患者にとって医療者の話は受け入れにくいものである。

　心筋梗塞の患者に、医師や看護師が心臓と心臓に栄養と酸素を供給している血管（冠状動脈）の絵を描き、血管の一部が閉塞し心筋への血流が途絶えるために心臓の動きが弱まり、発作を起こす、と説明したとする。絵のような視覚を用いた説明は、患者も自分自身の病気をイメージし、理解しやすい。

　また患者に血液検査結果等のコピーを渡し、中性脂肪の値など検査項目の見方（なぜその項目を調べるのか、正常値と自分の値との比較とその意味付け等）の説明も患者の病気に対する認識を深める。

　高度医療や入院の説明に医療機関オリジナルの用紙が渡されることが多いが、患者の個別性や、即時性を含む医療者直筆メモは、患者を「自分のことを真剣に考えてくれる」気持ちにさせる。医療者側の誠意が患者に伝わり、患者の医療者に対する信頼も高まる。

　さらに図やイラストを用いた病気や治療の説明は、患者が誤った情報をもつことや医療者の説明内容を忘れることを軽減させる。メモも走り書きではなく、患者に読みやすい字、特に高齢者には大きな字や図・イラストが求められる。

■三木 祐子■

2 話すこと

●-5 ユーモアで応じる

　病気という苦痛をもち、病院という閉ざされた環境で生活する患者にとって、看護者にユーモアがあると気分が明るくなる。アメリカの医師レイモンド・A・ムーディは、ユーモアと笑いを治療にした「ユーモア療法」を確立した。基本的考えは以下の通りである。[*1]
　①ユーモアは自分の問題に対してコミカルな見方を可能にする。
　②笑いは痛みを軽くする麻酔作用をもっている。
　③笑いが医療者と患者とのコミュニケーションを確立、回復する。
　④笑いは生きようとする意志を統合し、かつその表現である。患者の生きようとする意志を動員することが、医療者のなし得る最も重要なことである。
　看護者が己を知り、自己の欠点を知り、患者の前で看護の限界を謙虚にユーモラスに表現できる時、患者は安らぎを共感し、看護者の思いやりやその深さを感じる。思いやりの気持ちがなければ、ユーモアのことばは出てこない。張り詰めた緊張感を笑いで解きほぐすと、患者はリラックスし、看護者との関係もスムーズとなる。ユーモアは心のゆとりを生み、そのゆとりがユーモアを生む。相手を尊重する心、相手のことばを傾聴する態度などは、ユーモアとして反映される。風刺、皮肉、嘲笑などは、その場では笑えるが、気持ちが敏感な患者は心が深く傷つきやすい。常に思いやりの心をもち、ユーモアのセンスを磨きたいものである。　　　　　■三木 祐子■

《引用文献》
＊１　Moody, Raymond A.　1978　斎藤茂太訳・監修　1979『「笑い」の考察』三笠書房

3 書くこと

●-1 患者の状態を記録する

　看護者は、患者へ適切な看護を提供し、より良いコミュニケーションを図るために、患者の状態に関する情報には常に敏感に反応し、その収集に努めなければならない。患者本人から直接得た情報、関係者から得た間接的な情報は、直ちに看護の視点で査定され具体的な看護計画と実施に生かされる。一貫した看護を提供するために重要な患者の状態については、看護者間に正確に伝達され、また共有されなければならない。その伝達の方法として記録は不可欠なものである。記録は、看護者が得た情報を紙面上にことばという形で残していくため、口頭での伝達と異なり、永続性を有し、看護者間での情報の共有と内容の確認という点においては大いに役立つものとなる。しかし、一方で、ことばによって記録された患者の状態について、読み手が誤った認識をするという危険性も含んでいる。そのような特徴を踏まえた上で、患者の状態を記録する上で大切なことは、主観的、客観的両面からの情報を正確に記録することや読み手が患者に対して必要以上に偏見や悪い印象をもつような（わがままとか口うるさいなどの）表現は避けることなどが挙げられるであろう。

　記録のことばは、患者のすべてを表現してはいない。読み手は、患者とのコミュニケーションをより円滑にし、質の高い看護を提供するために、記録に書かれたことばを鵜呑みにするのではなく、自ら直接に患者の状態を観察し、患者の状態を記録していくことが大切である。

■阿部 幸恵■

3 書くこと

●－2 情報の記述

　患者を支える医療チームは医師や看護者をはじめとする様々な職種により構成される。したがって、その患者に関する情報は、すべての関係者に共有され、適切な支援を実施するために用いられる必要がある。情報の記述は、そのための不可欠な手段であり、それによって共有化された情報が様々な職種に活用されることで患者と医療者との円滑なコミュニケーションに役立ち、信頼関係に基づいた適切なケアの提供がなされることになるのである。

　情報を記述する上で大切なことは、第一に、事実に基づいて正確に記述することである。留意点として以下の3点が挙げられる。

①自分で判断したことを事実と混同しないで記述する。

②想像やあいまいな記憶で記述しない。

③記憶が新しいうちに記述する。

　第二として、簡潔明瞭な記述であることである。留意点としては以下の2点が挙げられる。

①情報を整理して必要なもののみを書く。

②適切な専門用語、取り決めた略語を活用する。

　第三に、記録者は必ず署名をし、責任の所在を明示する。

　患者の情報に関する記述は、様々な職種が患者の支援にあたるための貴重な資料となると同時に、医療チームの円滑なコミュニケーションを図るための手段でもある。そして、法律上の証拠となるきわめて重要な資料であることを忘れてはならない。

■阿部 幸恵■

3 書くこと

●-3 文字によるコミュニケーション

　言語的なコミュニケーションのなかに、文字によるコミュニケーションがある。医療の現場で、文字によるコミュニケーションが必要となる場合は、会話によるコミュニケーションが難しい耳の不自由な患者、声を出すことのできない患者などとかかわる時である。言語的なコミュニケーションのなかでも、会話によるコミュニケーションは、一般的に用いられ、互いの意志の疎通には便利な手段である。会話で発せられたことばからは、送り手の伝えたい事柄のみではなく、その性格や感情、さらには文化までも伝わってくる。そして、伝えたい事柄（意味）以外のことが意外にコミュニケーションには重要となるのである。しかし、この会話によるコミュニケーションができない場面では、文字によるコミュニケーションに頼らざるを得ない。文字によるコミュニケーションの手段として、筆談、五十音表、文字カード、パソコンなどが用いられる。文字によるコミュニケーションで留意することは、メッセージを発するまでに時間を要することを踏まえて、看護者は余裕をもって臨むこと、状態の悪い患者は、文字にすることさえ相当な努力を要し時間もかかる。患者は伝わらないことにいらだちを覚えることもある。患者の表情やしぐさからメッセージを的確に察知できる力も重要である。いずれにしても、伝えたい、分かり合いたいという気持ちで根気よくかかわる看護者の姿勢が大切となる。

■阿部 幸恵■

4　非言語的メッセージ

●－1　思いやる心の表出

　思いやりとは、他人のことに心を配ることやその気持ちのことである[*1]。私たちは自然に困っている人に注意を払い、援助したいという心情がわき出てくる。自然な形でその気持ちを表出するにはどうすればよいだろうか。

　まずは、自分が人から思いやりを示されたと感じたことをイメージしよう。悩んでいる時に話を聞いてくれた。困った時そばにいてくれた。思いやりの心を表すのは、こうした非言語的メッセージで示されることが多い。診察や検査の時、看護者がそっと背に手をかけてくれているだけで安心した人は多いであろう。看護者は患者の不安感を見てとり、傍らに寄り添うのである[*2]。

　思いやりを示すとは、気持ち、行動、非言語メッセージとを協調して相手に伝えることである[*3]。看護者の思いやりの心の表出とは、看護技術、観察力、判断力、表現力などを合わせた総合力と言える。自分は思いやりの表出ができているだろうか。経験を積み重ねることで身に付いていく。熟達した先人を見習うことも大切である。

■桜井　俊子■

《引用文献》
* 1　菊池章夫・堀毛一也編著　1994『社会的スキルの心理学　100のリストとその理論』川島書店
* 2　寺本松野　1985『そのときそばにいて－死の看護をめぐる論考集』日本看護協会出版会
* 3　Nelson-Jones, R. 1990　相川充訳　1993『思いやりの人間関係スキル』誠信書房

4 非言語的メッセージ

●−2 表情と笑顔

　表情は非言語的メッセージのなかで最も多くの情報を伝えている[*1]。喜び、興味、驚き、恐れ、悲しみ、怒り、嫌悪など、様々な感情を表出し、顔の中で口、眼、眉の形の組み合わせで表情をつくり、安心感を伝えるなど、言語に現れない感情を相手に伝達する[*2]。「眼は口ほどに物を言い」という次第で、場合によってはことば以上のメッセージを相手に伝えることがある。

　思いやりの心を表出する表情が、笑顔であることに間違いはないが、表面的な笑顔では思いやりの気持ちは伝わらない。心の中で思いやりの気持ちが生まれた時に自然に表出される。

　それにはまず援助を志す者として、自分自身のことを知ることが重要である。思いやりの心に必要な要素は、①他人への関心、②相手の行動を観察して表出された感情を理解すること、③その感情に共感すること、④共感を表現しそれを伝えるコミュニケーション能力をもつこと[*3]、である。例えば、通りすがりに何気なく見た患者の悲しげな表情を心に留めておき、検温の時に「何か心配なことがありますか」と問いかけてみることなどである。

　こうした内的な自己の感性を高めていく経験や練習を積み重ねることで、思いやりの心の表出である表情と笑顔が、自然と出てくるようになるのである。

　　　　　　　　　　　　　　　　　　　　　　　■桜井 俊子■

◀引用文献▶
* 1　Vargas, M. F. 1986　石丸正訳　1988『非言語コミュニケーション』新潮社
* 2　Nelson-Jones, R. 1990　相川充訳　1993『思いやりの人間関係スキル』誠信書房
* 3　菊池章夫・堀毛一也編著　1994『社会的スキルの心理学　100のリストとその理論』川島書店

4 非言語的メッセージ

●-3 視　線

　演劇など、遠くで演じられている舞台上での演技者の視線を、観客はその動きまでも感じ取ることができるものだ。眼は感情を表す力をもっている。それだけに対話の際に、視線には気を遣う。

　患者の訴えを聴くような場合は、聴く体制に集中するために、注視しても相手は気分を害さないはずだ。逆に、何から話してよいか迷っているような場合は、注視しているとせかされているようで、居心地を悪くさせてしまいかねない。急がせず、しかもゆったりと話を聴ける体制を作るには、同じ方向を向いて話すのも、話す人に気を遣わせない方法である。[*1]

　対面でしか会話ができない場合には、顔だけでなく、上半身くらいの範囲で視線を動かすことも相手への凝視を避けられる。症状を訴えている場合には、その部位に視線を向けて観察しよう。患者は自分の訴えに看護者が速やかに反応したことが分かり、安心する。

　会話を気持ちよく続けさせる方法に、首を縦に振ってうなずくことがある。これを眼の瞬きで示すこともできる。ほほえみを浮かべて、瞬きで合図を送られれば、気持ちよく話ができるのである。その時の目の位置は、相手と同じ高さであることが望ましい。寝ている患者と立って話す看護者の位置関係では、患者の顔のすぐ横に立たず、少し離れた位置で、患者から看護者の顔が見やすい位置に立つと威圧感が軽減できる。

■桜井　俊子■

引用文献
*1　井上忠司　1981『まなざしの人間関係』講談社

4 非言語的メッセージ

●-4 姿　勢

　かつて職場の同僚が地下鉄サリン事件に遭遇したことがあった。まだ事件の全容を知らない時に歩く後ろ姿を見て、いつもと違いおかしいと感じた。胸を張って颯爽と歩く人が、その日はふらふらしながら一歩一歩踏みしめるように背を屈めて歩いていた。サリンの副作用で道路や天井が動いて見えて怖かったということだった。

　姿勢や歩き方は、その人の健康状態や心理状態を正確に物語る。いつもと違って背を丸めてトボトボ歩いていたら、心配事があったり、具合が悪いのではないかと推測できる。

　看護者は対話の際、姿勢に気を配ることも心がけたい。ベッドサイドや小児との場合には、相手の目線に位置を合わせたい。小児の場合はしゃがんで話し、ベッドで寝ている患者に話しかける時にはベッドサイドの椅子に座って話すとよい。また、相手の方に体を向けることは、向きを変えない場合よりも熱心に聴いていることを相手に伝える。[*1]

　話を聞く時には、腕組みは避けた方がよい。叱られた時のことを思い出してほしい。相手に威圧的で拒否的な印象を与えてしまうことがあるからである。手は、聴き手が楽な位置で自然に置かれた状態が望ましい。聴き手がリラックスした姿勢でいることは、話を聴いていることを十分に相手に伝える。

■桜井　俊子■

《引用文献》
＊1　Nelson-Jones, R. 1990　相川充訳　1993『思いやりの人間関係スキル』誠信書房

4 非言語的メッセージ

●-5 気働き

　看護者は日常的な仕事のなかで、患者に対していろいろな配慮をするために心配りをしている。食事の好みはどうか、食べられているか、検査前で不安が高まっていないかなど観察したり、患者に聞いて確認し、その場に応じた適切な対応を講じている。これが患者への気遣いであり、思いやりの気持ちの実行である。

　苦痛や不安な気持ちはことばに表現しづらく、看護者がその気持ちを推し量って、問いかけをして初めて患者の苦痛や不安の内容を知ることができる。患者のしぐさや表情から感情を推測し、時には推測したことを患者に確認して、適切な処置を考える。場合によっては医師に報告し、指示を得て行動を起こしている。

　それには観察などの情報を基に状況を判断できる能力が必要であり、熟練を要する看護技術である。気働きは、看護者に対して一般的に求められている重要な役割ではあるが[*2]、看護者も人の子、いつでもその役割が発揮できるわけではない。自分自身が疲れていたり、悩んでいることもある。人を大切にするには、まず自分を大切に思えることである。時には自分をメンテナンスして、英気を養ってほしい。自分自身がカウンセリングを受け、話を聴いてもらい、自分の心の声に耳を傾けることもいい経験になる。患者の心情も理解しやすくなるかもしれない。

■桜井 俊子■

《引用文献》
*1　武井麻子　2001『感情と看護―人とのかかわりを職業とすることの意味』医学書院
*2　東京都医師会医療開発委員会　2005「都内医療機関における信頼をうけるための医療について」

5 観　察

●−1　患者の生活行動全般を見る

　ナイチンゲールは『看護覚え書[*1]』のなかで、観察は看護のなかの必須条件であるとした上で、「すべての病人に共通する事柄と、個々の病人に固有の事柄を、共につぶさに観察すること」と述べ、観察の重要性を強調した。

　ヘンダーソン[*2]は呼吸、飲食、排せつを助けることなどの14項目の基本的看護の構成要素を挙げている。「24時間患者とともにいて、患者が食べたり飲んだりするのを最もよく力づけることができるのは看護者」であるとして、いずれも十分な観察を求めている。さらに、排せつなど患者が異性の医療者に対して話しづらい行為に関して、看護者は話せるよう支援すべきだとしている。

　看護者の観察が、その患者に対する適切なケア行為を導き出す。例えば重症患者の場合、臥床したままの排便や衣服の着脱などは困難なことが多く、患者の欲求も変化していく。処置した際に看護者が工夫して改善したケアは、次に処置を行う看護者に記録や口頭で伝えてほしい。患者が心地よく過ごせる工夫を常に継続させなければならない。

　患者の食べ残した内容、顔色、言いよどみ、歩行状況、症状など、観察から得られたすべての情報は、患者から発信された情報であり、看護コミュニケーションの入口である。　　　　　　■桜井 俊子■

《引用文献》
*1　Nightingale, F.　1860　小林章夫・竹内喜訳　1998『看護覚え書—何が看護であり、何が看護でないか』（普及版）うぶすな書院
*2　Henderson, V.　1960　湯槇ます・小玉香津子訳　1995『看護の基本となるもの』（改訂版）日本看護協会出版会

5 観　察

●-2　目的をもって観る

　川島[*1]は観察のプロセスを、①気付きの段階、②手さぐりの働きかけの段階、③患者の事実を客観的にとらえる段階として、何かの変化に気付き、働きかけを行い、事実をとらえる観察のプロセスを示している。

　ただ漠然と見ているだけでは、落語の与太郎のように「火を見とけ」と言われて、ご飯を炊いている火だけ見ていて、肝心なご飯の炊き具合を見ていないような、重要なポイントを見逃してしまうことになりかねない。気付きを大切にして、焦点をしぼっていく観察方法を重視したい。

　観察の目的は、生命に直結した危険や異常の兆候を第一にとらえることにある。前項で挙げたヘンダーソンの14項目の基本的看護の構成要素は、観察の目的と要点、優先順位を示している。観察力を養うには、こうした観察順序を身に付けることと、解剖や病態生理などの基礎的な知識のほか、人間への真摯な興味があるとよい。意欲的に観察できるようになれる。

　また、学生なら教室でビデオを見て観察記録を取り、結果を検討するなどの練習ができる。筆者が学生のころ、病棟指導者から病室で何を見たかと問われた。それなりに答えたが「あなたたちは目がないんですね」と言われた。病室の環境が適正か、安全は保たれているか、看護者に話しかけやすいか等々、観るべきことは多い。

■桜井　俊子■

《引用文献》
＊1　川島みどり　1999『新訂看護観察と判断』看護の科学社

5 観察

●−3 観察と質問を効果的に行う

　患者の答えと患者の表情を含めた状態が不一致の時には、さらに質問を追加して、観察した印象との不一致の理由をさぐることが大切である。問いかけのことばによって反応は違ってくる。

　昨日は眠れましたかの問いかけに、「はい」と返事が返ってきても、眼が充血していたら、ことばと実際は不一致であることが推測できる。

　このような場合には、閉ざされた質問と、開かれた質問とを適宜組み合わせて、いくつかの質問をするとよい。まず、閉ざされた質問で、睡眠時間を聞く。睡眠時間を短く答えた場合は、「何か気になることや、どこか具合の悪いところがありましたか」と続けて、患者の表情を見ながら具合を確認していく。それでも、睡眠時間も長く答えた場合は、「眼が充血していてあまり眠れなかったのではないかと思いますが」と観察した事柄を具体的に示して質問する。「実は隣の人が苦しそうで心配で眠れなかった」とか「夜になると病気のことが心配になって考え込んでしまうんです」など、眠れない理由が語られることがある。

　観察により表情などから非言語的な情報を常に確認しながら、適宜質問をしていくと、患者の心情をとらえることができる。質問の導入にはハイ・イイエで答えられる閉ざされた質問を使い、言動と行為が不一致の場合には、観察した事柄を示して患者に気付きを与えるとよい。患者が気付いていない自らの心情を明確化することができるであろう。

■桜井　俊子■

5 観 察

●-4 患者の訴えている部分を観て判断する

　患者は病気の具合が気がかりであるし、看護者は業務遂行状況が気にかかる。看護者と患者の視点は異なっているのである。
　一日のうちで看護者が一人の患者に接する時間は、あまり長くない。特別な処置がない場合には、日に3回の検温の時ぐらいになってしまう場合もある。そのなかで患者が何かを訴えている時は、その機会を大切にし、訴えを聴き、その部位を観察しよう。
　腹痛ならどの辺か患者に手で示してもらう。看護者も手を触れて観察しよう。必要なら衣類をどけて直接その部位を観て、発赤などの変化の有無を観察しよう。患者の訴え方だけで判断せず、こうした直接触れる、観るという日ごろの観察の積み重ねで、変化の兆しを速やかにとらえることができるのである。
　体温計や血圧計などでバイタルサインをとらえることは看護の基本であるが、高熱が計測された場合には、同時に患者の顔色などの状態を観察しながら看護者が手で額に触れてみるなど、看護者自身の五官による観察も同時に行うようにしよう。観察力が高まるとともに、病気による症状の表れ方や患者の病状の変化などを速やかに読み取れるようになれる。
　そうした視線を向けたり、触れたりする行為は、何よりも患者の安心感を高め、看護者への信頼感を得ることができ、看護者と患者の関係が築かれていく。

■桜井 俊子■

5 観察

●−5 記録と報告

　ナイチンゲール[*1]は「看護者しか観察できないことを正確に観察し、それを正確に医師に報告するということは、あらゆる病気において重要なこと」と述べている。現代のような医療チームにおいては、なおさら記録と報告が必須である。個人の観察はスタッフと共有し、場合によっては医療スタッフが観察を分担して行う。

　正確に伝えるには、患者の訴えは抽象化せずにそのままのことばで書くことが求められる。専門用語一言で表すよりも、患者の訴えがそのまま伝わる。患者の話を聞きながらメモを取っておくとよい。ケアを工夫して行い患者に好評を得た場合も、ケアの継続性と発展性のために記録に残しておきたい。処置の記録が煩雑な場合は、工夫した点や方法を口頭で伝えていくように心がけたい。時に看護者が患者に、処置のやり方の希望を聞いている場面に遭遇することがあるが、看護者間で伝達していくことが基本である。

　重要な報告は、後回しにしないで速やかに行う。その際に必須報告事項のメモが役に立つ。書いたメモを渡しながら報告すると、漏れがなく、伝達が強化されるし、相手の手元に情報が残る。報告することを迷うような場合があるが、迷ったら報告をしておいた方がよい。報告した後でその後の経過を確認しておくと、段々と報告すべき事項が分かるようになってくる。

■桜井　俊子■

《引用文献》
*1　Nightingale, F.　1860　小林章夫・竹内喜訳　1998『看護覚え書─何が看護であり、何が看護でないか』（普及版）うぶすな書院

6 接触(タッチング)

●-1 看護実践とタッチング場面

接触(タッチング)とは

接触(タッチング)とはまさしく相手に触れることである。しかしもう少し広い意味でとらえると「他人との交渉をもつこと、付き合うこと」になる。[*1]

メッセージとして伝わる

例えば相手の話をじっくり聴こうとする時や、悲しみに浸っている人のそばにいる時、肉体的あるいは精神的苦痛を伴っていると思われる時に、そっと肩や手に触れるようなことがある。このような行為は、触れること自体が直接目的ではないが、自然な流れのなかで、心の動きに添うようにして、相手に触れるのである。その時にたとえことばが伴っていなくても「あなたの話を全身で聴こうと思います」とか、「大丈夫ですか? あなたのことを心配しています」というような、看護者の目に見えない様々な心の動きや思いを伝えることになる。

皮膚は中枢神経と同じく外胚葉から形成され、末梢感覚器が密に分布しているため、接触を与える側の感情と受ける側の精神状態によって引き起こされる情動は複雑で、皮膚接触による感情の変化は伝わりやすい(堀内)。[*2]

接触(タッチング)への配慮

意識的、無意識的にかかわらず、接触(タッチング)は、様々な思いがメッセージとして伝わっていくことを忘れてはならない。

さらに東洋、特に日本の文化的な配慮も必要である。我々には、

欧米人のように、あいさつ代わりに気軽に相手の体に触れるという習慣が定着していない。したがって触れる相手との関係性と状況、性別などから「今相手は、そして自分はどんな気持ちだろうか。相手は触れられることを受け入れられるだろうか」ということを感じていたいものである。

　医療現場における接触は、①看護者による介護や処置として行われる場合と、②家族がケアとして参加する場合（例えば新生児に対する両親、特に母親のタッチングや、次に紹介するカンガルーケアなど）がある。

　いずれの場合においても接触（タッチング）は、行う側と受ける側双方の心の通い合いなのである。　　　　　■宇野　知子■

《引用文献》
* 1　新村出編　1998『広辞苑』第五版　岩波書店
* 2　堀内　勁・飯田ゆみ子・橋本洋子編著　1999『カンガルーケア　―ぬくもりの子育て　小さな赤ちゃんと家族のスタート―』メディカ出版

6 接触（タッチング）

● − 2 接触（タッチング）の効用―カンガルーケア―

カンガルーケアとは

　特殊な環境であるNICU（Neonatal Intensive Care Unit/新生児集中治療室）では、保育器に入っている赤ちゃんと両親の初めての出会いは、自然な形であるとは言いがたい。したがってその出会いを、環境的にも心理的にもきちんと支えていくことが重要である。NICUの保育器内での母親のタッチングは、指先で触れるところから始まり、少しずつ掌で触れられるようになっていく場合が多い。それを急がず周囲は包み込むように見守ることが大切である。そして親子ともに落ち着いてきたころに、希望があれば「カンガルーケア」と呼ばれるケアを行う。このケアは母親（父親）の裸の胸にオムツだけ付けた赤ちゃんを抱っこしてもらい、2時間余りをともに過ごしてもらうものである。

カンガルーケアの始まり

　カンガルーケアは、もともとは南米コロンビアのボゴタで、保育器不足から赤ちゃんをお母さんの胸のなかに入れてもらって育てたところから始まった。その結果呼吸状態も安定し、体温保

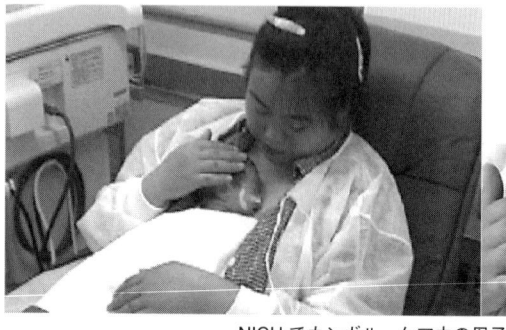

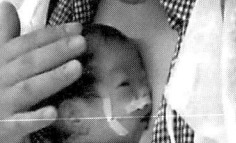

NICUでカンガルーケア中の母子

持も上手にでき、その上退院後の母親の育児放棄も減少したことなどがユニセフにより報告された。これに注目した欧米の新生児科医師が、次々とNICUに入院している早産で生まれた低出生体重児の母子に取り入れたのが始まりである。日本でも10年ほど前から導入されるようになり、現在では全国の多くの施設で実施されている。

カンガルーケアの意味するところ

このケアは、我が子がNICU入院となったことで、妊娠が中断し、傷つき、自責感、失敗感に苛まれていた女性に、もう一度我が子を肯定的に感じ、親子の関係性がより親密になるように働きかけることができるのだと思う。カンガルーケアと着衣抱っこの違いは、前者が直接的な皮膚接触であることに大きな意味がある（橋本）[*1]ところである。「やっと我が子だという実感をもった」「実際に抱っこしてみてずっしりとした重みを感じた」「初めは恐かったが子どもが安心して眠っていたのを見て、こちらも安心した」などの感想が父母から寄せられている。また、満期産でも出産直後から母親の胸に抱っこされ、過ごしてもらう「誕生直後のカンガルーケア」ができる産科の施設も増えてきている。

カンガルーケアへの配慮

このようなケアを導入する際には、十分な安全への配慮が必要であることは言うまでもない。その上で親子が安心してケアに没頭できるような環境であること、ケアがどんなに良いものであっても、それを受ける側の心理的状況を十分考慮し、決して押し付けることのないように心がけることが必要である。そして医療者側のペースではなく、それぞれの親子の自然な時間の流れを大切にすることも重要である。

■宇野 知子■

引用文献
*1 堀内　勁・飯田ゆみ子・橋本洋子編著　1999『カンガルーケア　―ぬくもりの子育て　小さな赤ちゃんと家族のスタート―』　メディカ出版

7　傍らにいること

患者に最も近い存在

「看護者は患者に最も近い存在である」ということばをよく耳にする。看護者のなかにはあたり前のごとくそのことばを口にする人がいる。しかし本当にそうなのだろうか、少し考えてみたい。

「近い」とはまず、物理的に離れていないことを意味する。医療の場面においては、距離ではなく時間、すなわち看護者が患者とともにいる時間で、近さを判断していることが多いようだ。人間関係ではこのような物理的な意味での距離感に加えて、心理的な意味での親密さや親近感といった感情がもつ意味は大きい。頻繁に接触し、会話などのコミュニケーションを行う距離が「近い」関係でも、必ずしも心理的距離が「近い」とは言えない。表面上は親切に見えても、本心から自分を大切にしてもらえていないかもしれないなどの感覚を、もしも患者が看護者に対してもっていたとしたら、物理的距離は近いものの明らかにそこには温度差があり、患者は看護者を最も近い存在とは認めないであろう。

事例を通して

まさに患者の傍らにいた看護者の話を、日本におけるターミナルケアの第一人者である故シスター寺本松野が残してくれた事例の中から紹介し、傍らにいることの意味を考えてみたい。

　　ある晩、とても優しいナースが夜勤をしていた。そのナースが死期の迫ったある患者さんの顔をずっとのぞいて見ていたら、その患者さんが目を覚ました。さらにそのナースはじっと患者さんの目を見ていたら、何かすごく寂しくむなしくなって、

思わず「○○さん、寂しいねぇ……」と言った。そうしたらその患者さんは大きくうなずいて、「寂しいぃ……」と言った。
　　　　　　　　（文献＊1の中から一部抜粋し要約した）

　筆者（伊達）はこの夜、この心優しい一つ後輩の看護者と一緒に勤務をしていた。夜中の2時か3時の巡回で予定の時間をずいぶん過ぎて戻ってきた時の彼女の寂しそうな表情を今でも覚えている。患者の傍らにじっととどまり、患者の寂しさをすくい上げることができる看護者が、患者の寂しさを救うことができたと考える。

看護の本質

　小林[*2]は「看護の本質とは何かということを考えていて、それは、究極的に『傍らにいること』ではないか」、「看護は、医療の補助行為などではなく、医療よりももっと根源的なもの、人間にとっての最重要課題である『近くにいる』ことの実践なのではないか」と述べている。

　人が死に直面した時に看護者に求めるものは、大層な知識を振りかざし、ともすれば自分の考えを押し付けるような人ではない。その人と同じように死に対する不安や恐怖をもちながらも、決して目をそらすことなく、そっと傍らにいてくれる人なのではないだろうか。死に逝く人の「近く」にいるという看護者の大切な思いを伝えられた時、そこに看護が存在する。　　　　　■伊達　久美子■

引用文献
＊1　寺本松野（発行年無記載）『支えられ支え続ける－ターミナルケアの実践－』サンルート・看護研究センター
＊2　小林康夫　2004　再び「現場のちから－傍らにいること」死からはじまる人間の「近さ」のレッスン「精神看護」7（1）、16-20

[Ⅳ] 看護コミュニケーションの展開

1 入院時の対応

●-1 初対面時を大切にする

　看護は看護者と患者との出会いの瞬間から始まる。出会いの時点における患者は様々な不安を抱いている。心のなかで自分は何の病気だろうか、いつまで入院するのだろうか、医師や看護者はどんな人たちだろうかと心配しているかもしれない。あるいは家族と離れる寂しさを感じているかもしれない。

　井上らは[*1]STAI（State-Trait Anxiety Inventory：状態―特性不安検査）を用いて、入院中の不安の変化を、悪性疾患患者と非悪性疾患患者との間で比較しながら調査した。その結果、入院時における不安は疾患に関係なく高い状態にあり、差がないことを示していた。

　このことはどんな患者であっても入院してきたばかりの時には不安は強く、それらの不安を看護者が理解することの大切さを物語っている。出会いの場面で看護者がそっけない態度で接したら、患者の不安はつのるばかりか、看護者に対する不信感を抱くきっかけにもなりかねない。安心して入院生活を送れるように、出会いの時からことばをかけ、また患者のことばに耳を傾けることが看護者に求められている。

■伊達 久美子■

《引用文献》
*1　井上亜紀・加藤京子・ほか　2003　肺悪性腫瘍患者および非悪性腫瘍患者の療養不安に関する検討―入院経過における比較について―「山梨肺癌研究会誌」16（1）、52-55

1 入院時の対応

●-2　出会いの時から観察を開始する

　「看護は観察で始まり観察に終わる」と言われる。観て、そこにある意味を把握する力、すなわち「観察力」は、看護者に必要な能力の一つなのである。看護者はすべての時点において、患者を観察し、そこから得られた情報を基に看護をしていると言っても過言ではない。看護者は患者や家族の表情、態度、ことばづかいなどの観察に基づいてニーズを把握し、看護としての判断を重ねているからである。

　外来では、初めて受診する患者や家族に対して、診察前に受診までの経過や現在の症状などについて、あらかじめ情報を得ることを目的とした看護面接を行うことがある。また入院時には、看護者が実施する健康歴のインタビューやオリエンテーションなど様々なかかわりを通して、観察は行われる。患者の服装、髪型、臭気などは今までの生活を、患者と家族とのやりとりは、家族間の関係性を推測する手がかりとなる。

　ここで忘れてはならないことがある。出会いの場面においては、看護者が患者や家族を一方的に観察するばかりではない。患者も、そして家族も、看護者を人間らしい豊かな感性をもつ人物であるのかどうか、信用できる人物であるのかどうかなど、いろいろなことを考えながら観察しているのである。　　　　　　■伊達 久美子■

1 入院時の対応

●-3 入院時のインタビュー

　入院時の看護者による問診（インタビュー）は、患者の健康上の問題に関連する個別的な情報を、一連の質問によって集めることを目的に行う。患者あるいは家族から直接得られた情報は、患者に適切な看護を提供する上で活用される。

　看護者はまずインタビューの前に、患者がリラックスして話ができる環境を準備しておく。採光・室温・湿度は適当か、静かな場所か、清潔な環境かなどを配慮する。また、短時間に信頼性の高い情報を収集するには、あらかじめポイントをしぼっておくとよい。

　インタビューにあたっては、人として失礼がないような態度で接する。まずあいさつと自己紹介を行い、インタビューの目的を説明して協力を求める。質問は専門用語は極力避け、患者にとって分かりやすいことばを用いる。しかし、なれなれしいことばづかいは慎むべきである。また回りくどい質問や一度に二つ以上の内容を含む質問も避けなければならない。

　どんな人間関係においても、人は初対面の時に自分のことを詳しく話すことはほとんどない。出会いの初期の段階で、不用意に接近しすぎると、患者は看護者に不信感を抱きかねない。ましてや不安や心配事を抱いて入院してくる患者に対しては、入院時にすべてのことを聞こうと焦らず、後日、ゆっくり聞くようにすればよい。また信頼の基盤をできるだけ速やかに作ることが必要とされる援助的人間関係づくりには、看護者がまず先に自己開示をして、信頼を得る努力をすることも大切であろう。

■伊達 久美子■

1 入院時の対応

●−4　入院時オリエンテーション

　これから始まる入院生活に多くの不安を抱いている患者へのオリエンテーションは、患者が入院生活にできるだけ早く適応し、安心して入院生活を送れるようにするための手助けとなる。患者に入院生活をより具体的にイメージしてもらうためには、オリエンテーションの内容を選択し、段階的に行った方がよい場合もある。特に高齢者には何度か繰り返して実施することも大事である。

　オリエンテーションでは、病室に患者を案内し、多床室の場合には同室者に引き合わせるところから始まる。新しく入院した患者にほかの患者を紹介すると同時に、同室となる患者一人ひとりを紹介する。病室や病棟内の設備とその利用法、洗面所・トイレなど各部屋の位置や構造、回診や面会時間など１日の生活の流れ、入院生活の規則など入院生活を送っていく上での必要事項を説明する。この時、図や表が多用された入院案内パンフレットを利用すると効果的である。

　また家族も患者の入院で不安を感じていることが多い。家族への説明の時間をきちんと取ることも大切である。通常、患者や家族は、看護者の説明を聞きながらこれからの入院生活のイメージを思い描き、分からないことを質問する。しかしオリエンテーションの最後に、「心配なことはありませんか」などと問いかけ、丁寧に対応することを忘れてはならない。看護者には「分からないことがあったら、いつでも遠慮なくお聞きください」と一言ことばをかけるくらいの余裕がほしいものである。

■伊達　久美子■

2 看護アセスメントにおけるコミュニケーション

●－1　情報収集

　ケアプランを立てるためには、情報を収集し、その情報をもとに分析し、どのような看護ケアが必要なのかを決定していく。情報収集は、有効な援助を行うための手がかりであり、健康状態や家族状況などから患者を理解するための手段であると言える。情報収集の基本的な手段が、患者や家族とのコミュニケーションである。

　看護者は、患者が入院する際に、家族構成や家族関係、さらに職業、年齢、既往歴、受診歴など様々な情報を収集する。これらの基本的な情報から、患者の全体像や家族の支援能力をとらえる。重要なことは、これらの問診項目を情報としてただ聞き取るのではなく、患者や家族の表情やことばの調子などから、不安感や焦燥感など患者や家族の気持ちを読み取ることである。

　実りある看護ケアを行うためには、的確な看護アセスメントが必須である。そのためにはことばや観察から情報を収集するだけでなく、看護者が思っていることや考えを伝えたり、確認するというコミュニケーションも重要になる。このような、コミュニケーションを通したかかわりのなかで、看護者は患者や家族から看護のケアプランを立てる情報を得るだけでなく、信頼関係を築く看護行為を行っている。

　また、患者や家族からの情報だけでなく、患者とかかわりをもつスタッフ（医師・ケースワーカー・栄養士など）とコミュニケーションを図り情報を共有することで、患者や家族へのより良い看護ケアを提供するためのアセスメントにつながるのである。　　■関　美雪■

2 看護アセスメントにおけるコミュニケーション

●−2　患者のことばによる情報（主観的データ）と観察（客観的データ）

　まず、以下の事例から考えてみよう。

　糖尿病のTさん（58歳男性）は、決められた食事摂取量を守ることができずに病院に再入院となった。どうせ家族は自分の病気を治すために協力してくれないからと看護者に訴えた。

　この事例では、Tさんの訴える情報から再入院になった理由として、家族が自分のために食事を作ってくれないこと、いちばんの理解者であるはずの家族が協力者となってくれないことを訴えている。患者のことばによる情報として得られることは、患者自身が自分の病気をどうとらえているのか、家族との関係は良好なのか、どうして家族は協力してくれないと思っているのかなどを、コミュニケーションを通して、必要な情報を得ていく。

　それと同時に、看護者との会話の際のTさんの表情やことばの調子などの観察、さらにジェスチャーなどの非言語的コミュニケーションなどの観察から、家族に対する期待や自分で食事管理をすることへの不安などを読み取ることも重要である。

　さらに、血糖値や血圧などの生命を維持する力や、運動、食生活などの日常生活を維持する力、環境調節や家族・社会との関係を維持する力などの日常生活に関する力などは客観的データと言える。

　患者のことばによる主観的データと、観察や看護アセスメントに基づく客観的データを総合的にとらえていくことが看護ケアにとって重要と言える。

■関　美雪■

2 看護アセスメントにおけるコミュニケーション

●-3 情報の記述とアセスメント

看護記録は、チーム間での情報伝達や、患者ケアのチームスタッフが協働し継続ケアの実践のため、さらにケアの質を示したり、医療事故の際には法的資料となるなど様々な機能がある。

看護記録に必要な内容は、①患者の基礎情報、②看護計画、③経過記録、が主である。看護ケアを行う経過記録として得られた情報を、患者の訴えや看護者が観察（脈拍や血圧、体温など）した事実、看護者が行った看護行為を看護記録として記述していく。できるだけ、患者の行動やことばを直接引用し、患者に何が起こったのか、どのようなケアをだれがいつ実施したのか、その反応はどうだったのかを正しく記載する。さらに、それらの情報から分析した内容も記載する。重要なことは根拠のあるデータからどのようにアセスメントしたかという情報が読み取れることである。

事実に基づいていない内容や実際に行っていないケアを記載したり、「～と思われる」とか「～のように見える」などのあいまいな表現をしてはならない。また、患者にレッテルを貼ったり、偏見による記載や、一部の関係者にしか分からない略語やイニシャルを用いることもすべきではない。

看護記録の種類としては、フォーカスチャーティングや問題志向型システム（POS）、クリニカルパスなどがあるが、事実をどのようにアセスメントしたかということが重要なのである。

このことは一定のケアの質の保証や看護ケアの質の向上にかかわってくることなのである。

■関 美雪■

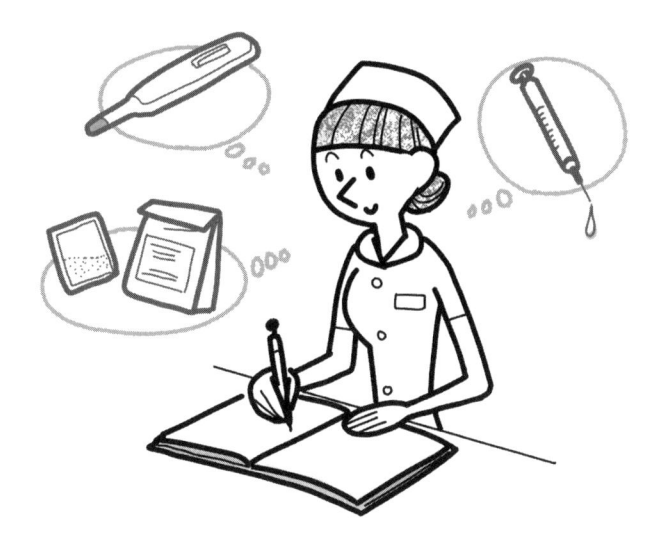

2　看護アセスメントにおけるコミュニケーション

3　生活行動におけるコミュニケーション

●－1　患者同士の人間関係の調整

生活環境

　入院すると大部屋になることが多い。大部屋は、いろいろな患者が入ることになるため、それまでの生活環境が違う人たちが同じ部屋に一緒に生活することになる。当然いろいろなトラブルが生じることもある。患者の病状によっては、夜遅くになって、騒ぎ出す患者もいる。同室の患者は、眠れないことも起きる。そのような時は、同室の患者の話をよく聴いてみることが必要である。どの患者も多少は我慢していることが多い。きちんと患者の話をすべてじっくりと聴くことで患者の思いを受け止めてあげることが必要である。もちろん、話を聴くだけではなく、そのほかのことも調整しながら行うことが必要である。しかし、話を聴くことでいろいろな思いを引き出し、患者がすっきりできるようにすることも必要なのである。

患者同士のかかわり

　同室の患者同士が、お互いに相手を思い合って行動することがある。特に、精神的に不安定な患者の場合には重要なことである。同室で、自分の病気について思い悩んだり、めいったりしている時に、同室者が話しかけたり、世話をしようとすることでその時間が短くなり、悩む時間から解放されることもある。ある患者が、ご飯を食べている途中に、いつも、これはどのように作っているものなのかと話しかけていた。話しかけられた患者は、そのおかずの作り方を丁寧に説明していた。その患者は、若いころに調理師として仕事をしていたことがあり、料理に詳しいのである。また、話しかけてい

3 生活行動におけるコミュニケーション

る患者は、入院前には、体の弱い母親と暮らしており、いつもその世話をしていた。そのためなにかと人の世話をすることが多かったのである。このように、患者の特性を理解することで、患者同士が、お互いを高めることができるようにかかわることができる。

　また最近は、同じ病気の患者同士が「患者会」に自発的に参加し、お互いの気持ちを話し合ったり、つらいことを打ち明けたりする機会も増えている。この機会に医療従事者が一緒に参加し、治療の一環として行っていることもある。このような場にはならなくとも、同室の患者同士で、自分たちが体験したことをお互いに伝えることで、不安な検査への心の準備ができることもある。ある患者が、検査の前の日にその不安を話すと、隣の患者が、自分も同じ検査をし、「この部分はつらかったけれども、この部分はなんともなかった」と話した。そのことで、心の準備をすることができ、安心して検査を受けることができたという患者もいる。患者同士お互いがお互いをいたわり、お互いを高め合う存在になることができるように患者同士のかかわりを支援することも必要である。　　■和田 久美子■

3 生活行動におけるコミュニケーション

●－2 おいしく食べる食事援助

食事環境

　「食べる」ということは、栄養を摂取するばかりではなく、コミュニケーションをとる場でもある。また、入院前に食事をどのようにとっているのかは、人それぞれである。入院前にどのように食事をとっているのかを把握する必要がある。

　初めは、患者が、入院前にどのように食事をとっていたのか、情報をとる必要がある。一人で食事をとっていた人、家族と一緒ににぎやかに食事をとっていた人など、様々である。入院前の食事環境に近づけるような環境を整えることが大切である。しかし、入院前の状態がその患者にとって、楽しい食事であったのかどうかもここでは把握しなければならない。入院前にその患者が一人で食事をとっていたとしても、それが、患者の望む食事の状態ではないこともある。

　そのようなことも考え、患者が食事をしている時に声をかけてみよう。「いつもは、一人で食事をとっていらっしゃったのですか」、「いつもは、家族の方たちと食事をしながらどんな話をされていたのですか」など、入院前の生活と照らし合わせて、患者が今の食事の状態をどのように考えているのかを聞いてみよう。そして、入院前に、患者が楽しいと感じている状態に少しでも近づけられるようにしよう。多くの人とワイワイと話をしながら食事をとっていた患者が、一人で黙々と食べていることは決して、患者にとっておいしい食事ではない。少しでもおいしく食べることができるように環境

を整えるようにしよう。そのためには患者と食事の時に話をしたり、食べている様子を観察してみることが必要である。入院前に楽しく話しながら食事をしてきたと思われる患者には、食事をしながら話をする相手になったり、お話の好きな患者と一緒に食べることができるように環境を整える必要がある。

食事は楽しみ

　食事は入院中の楽しみの一つとして挙げられる。入院していることで制限が多い生活をしている。そのような患者は、食べるという「楽しみ」を大切にしている。もちろん、味付けが病院食ということで、今までなじんできた味とは違っていることも多い。しかし、ものを食べるということそのものが、人間の基本的な欲求であり、「楽しみ」なことである。いろいろなつらいことの多い入院生活のなかでこの「楽しみ」を十分に引き出すことができるようにかかわることが大切である。患者が、「楽しい」と感じることが、食事をおいしく感じることの大切な要素である。どんなにおいしいと言われる高級レストランで食べていても、一人で寂しく、黙って食べているとしたらおいしいと感じることが半減してしまうだろう。

　患者が「楽しい」と感じる話題を提供することも大切である。例えば、元気に生活していたころの話を聞きながら、また元の生活に戻れるように話していくことなどもある。患者が、意欲的に病気と闘うことができるためにも食事は重要である。特に主婦として長年食事を作る側をしていた患者には、同じメニューをどのように作っていたかなどを話題にすることで、それまでの料理や生活を話す機会になり、笑顔が見られることも多い。　　　　　■和田 久美子■

3 生活行動におけるコミュニケーション

●－3　清潔・安楽とタッチング

患者の心にも触れる

　入院生活のなかで、入浴できないことから体をふいてもらう（清拭）ということが多くなる。毎日入浴する生活を送ってきた方は特に不快に感じることも多い。

　これは、私が学生の時に経験したことであるが、その患者は、がんの末期だった。がんによる痛みが体中に及んでいた。学生だった私は、何もできずに、日々どうしたらいいのかと考えていた。そんな毎日のなかで、患者の体をふいていた時である。背中をふきながらマッサージをしてほしいという患者のことばに、体中ががんで侵されている患者にどのようなマッサージがいいのかと考えながら、そっと背中をさすっていた。すると、患者は「あ〜、気持ちいい！」と大きな声で言った。何もマッサージの技術など用いてもいない、私の背中をさするという行為に、患者は「気持ちいい」と言ってくれたのである。清潔援助を行うなかで、患者が求めるものを感じることができた。その後からは、体をふく時以外にも背中をマッサージ（実際はさする程度であったが）することになった。そのたびに、患者は「気持ちいい！」と言ってくれた。本当は、がんによる痛みでかなりつらい入院生活であったはずである。しかし、その背中をさすりながらの、これまでの患者の人生を振り返るようにいろいろな話をしながらのマッサージは、患者とのコミュニケーションを深めたのだろう。

　その患者は、入院後1週間、受けもって4日目で亡くなられた。

その短い間に患者と触れ合いながら患者のそれまでの人生の話を聞くことで、長い時間をかけなくともお互いに気持ちが触れ合うことができたのだろう。

「手で看る」看護

ある患者が、手を握ってもらったことで「痛み」が薄れたように感じたという話がある。その患者は、局所麻酔で手術を受けることになっており、麻酔科医から手術に関してこの手術ではこの部分だけに麻酔をかけることで麻酔の侵襲を少なくすると説明を受けていた。しかし、実際には、麻酔が十分に効いていない部分の操作を手術の経過で行われることになった。痛みを感じるが、動くことは麻酔でできず、このくらいの痛みは我慢しなければならないと患者自身は思ったと言う。しかし、痛いものは痛い。その時にそっと、そばに来て「痛いね。もう少しだからね」とその痛みのある間、看護者が手をそっと握っていてくれた。その時患者は、「痛み」を感じながらも、「あともう少しなんだ」と思い、「痛み」が薄れるように感じたという。この時、手を握ってもらっている間、そのぬくもりをずっと感じながら「痛み」を乗り切ったということであった。手を握ってもらっただけで、ほっとしてそのぬくもりが心地よいとさえ感じたということである。

看護の看は、「手で見る」と書く。手を握るということが患者の心を柔らかくすることができる。手を握るという非言語的コミュニケーションと「もう少しだからね」という言語的コミュニケーションが一つになって患者に安心感を与えることができたのだろう。

■和田 久美子■

3 生活行動におけるコミュニケーション

●-4 尊厳を大切にした排せつ援助

　排せつは人間にとって、必要不可欠な生理機能である。健康な時は、尿意・便意を感じた時に自分でトイレへ行って排せつすることができる。しかし、健康障害が生じた時、例えば安静を守らなくてはならなかったり、自分一人では動けないという場合は、他者に援助を求めなくてはならない。その場合、患者は戸惑いや不安を抱くと思われる。看護者は、このような患者の心理を理解して援助する必要がある。

ナースコールで看護者を呼んでトイレ歩行をしなくてはならない場合

　歩行することはできるが、めまいや倦怠感などの症状がある場合は、転倒の危険性がある。そのため、看護者が一緒に付き添ってトイレ歩行することがある。看護者に付き添ってもらいながらも、トイレで排せつできるという点では患者にとって精神的苦痛は少ないと思われる。しかし、自分の意思ですぐに動くことができないという点では、看護者への気兼ねが生じる。

　検温などで患者のもとへ行った時、またはほかの患者の処置などで訪室した際は、援助の必要な患者に排せつの有無の確認をする。看護者はこのようなことに配慮して、患者に知らせてもらう前に、事前に察知する必要がある。

ベッド上安静で床上排せつを受けなくてはならない場合

　このような場合は、ただ単に看護者を呼ぶだけではなく、更衣や排せつの処理までまかせなくてはならないため、細かな配慮が必要となる。

③ 生活行動におけるコミュニケーション

　特に大部屋の場合は、同室者への気兼ねも生じるため、看護者はその調整も行わなくてはならない。例えば、患者から排せつの知らせを受けて病室に入る時、「トイレですか」などと大きな声で言わないことである。患者は、看護者を呼ぶだけで気兼ねが生じているのに、それを募らせる行為となってしまう。また、同室者へ"これから排せつをします"と知らせることにもなる。実際の援助では、カーテンを完全に閉め、排せつの音や臭気の配慮も必要である。24時間ともに生活している同室者へも不快な思いをさせないことが、患者にとっても精神的苦痛の緩和となる。そして、最も重要なことは、患者の羞恥心への配慮である。不必要な露出がないよう細心の注意を払い、声かけをしながら安心して援助が受けられるような雰囲気を作ることを忘れてはならない。

　患者は、看護者の表情や言動一つひとつを見ている。「援助させていただいている」という気持ちを忘れずにかかわることで信頼関係が築け、患者も援助を求めやすくなるのである。　■二宮 恵美■

3 生活行動におけるコミュニケーション

●－5 移動援助とコミュニケーション

　普段、何不自由ない生活を送っていた人が、病気や障害によって歩行できなくなってしまうことがある。日常生活を送る上で、移動という動作は欠くことができない。このような状況に陥った場合、障害の程度や安静度を考慮して、患者の状態に合わせた方法で援助していかなくてはならない。

歩行器を使って歩行する場合

　歩行器は、手術後の患者や長期臥床していた患者が自分で歩行する場合などに有用である。この場合、全く動けないというわけではないが、安全確保のため介助が必要となることがある。

　歩行器にはキャスターが付いているため、何かの拍子で自分の意思とは関係なく動いて不安定な状況に陥ることがある。しかし、患者はそのような危険性を把握していないことが多い。いつでも使用できるようにベッドサイドに歩行器を置いておくと、一人で動いてしまい転倒する可能性がある。

　患者は、歩行器が近くにあると「少しぐらいなら大丈夫ではないか」と思い、一人で行動してしまうことがある。看護者は、歩行器を使用する時に患者が移動に関してどのような認識をもっているのかを把握する。そして、どのような時に危険が生じるのか、具体的に説明しておかなくてはならない。認識のズレがないかを確認しておかないと、後に重大な事故を招くことが考えられる。

車椅子移動への援助

　このような場合、看護者が主となって援助することが多い。そし

て、患者の残存機能を最大限に活かして安全・安楽に移動できるような方法で実施する。この時、どの部位が動かせて、どの部位が動かせないのか、患者の状態を把握することが重要である。

そして、車椅子移動時に時々聞かれるのが、「よっこいしょ」という看護者のことばである。以前このことばを聞いた女性患者が、「私はそんなに重いかしら？　こんなにスマートなのに」と笑顔で話した。援助された患者は、看護者よりもはるかに体格が大きかったのである。この時同室者も笑顔で、冗談を言いながらの会話であったため、その場の雰囲気は悪くはならなかった。しかし、患者によっては不快に感じ、その後移動することへの抵抗感が生じて、消極的になってしまうことも考えられる。このように患者を傷つけ、不快な影響を与えることばを言ってはならない。無意識に発したことばではあるが、注意しなくてはならない。

患者の気持ちを理解する

手術後ギプス固定していた患者が、3週間経過してリハビリテーション開始となった。しかし、この患者は、トイレ・洗面以外は歩行しようとしなかった。そのため、看護者は「頑張って動いてください」ということばをかけた。この時患者は、「はい」と答えた。だが実は、動こうと思っても痛みやしびれが強いため、転倒してはいけないと思い、歩こうとしなかったのであった。

患者は、今の状況を自分なりに考えての行動であり、看護者に本当の気持ちを伝えられずにいたのである。看護者は、患者が早期に回復するよう、励まし、意欲的に取り組めるよう援助する。しかし、患者の気持ちを理解せずに、ことばだけで励ますのでは援助にはならない。患者の思いは様々であり、それを考慮して安易な励ましにならないようにかかわることが大切である。　　　　■二宮 恵美■

3 生活行動におけるコミュニケーション

● − 6　睡眠状態の観察・不眠時の話し相手

　人は、朝起きて、日中は活動し、夜になると眠るという1日のサイクルで生活を送っている。しかし、入院している患者のなかには時々不眠を訴える人がいる。原因は様々ではあるが、入院による環境の変化や起床・就寝時間などの生活の変化によるものが考えられる。不眠を訴える患者に対して、睡眠薬を服用するのも一つの方法であるが、まず原因を把握してから使用するのが原則である。そのためには、観察が重要となる。

　不眠という訴えがあった時、就寝・起床時間、熟睡感、睡眠薬使用の有無などの項目は必ず観察する。しかし、これだけではなく、なぜ眠れないのか、睡眠を妨げている因子は何かを考えなくてはならない。これは、患者からの訴えだけでは把握しにくい。このような際、看護者はコミュニケーションを図りながら把握していくのである。夏であれば、「夜、暑いですか」、苦痛や痛みを伴う患者であれば、「どのような時に痛みますか」など、患者の置かれている状況を想定しながら、原因を考えていくのである。看護者は、常に患者の気持ちを引き出すようなことばがけが必要である。

　　部屋が明るくて眠れないという患者

　看護者が検温の際、夜眠れたか患者に聞くと、「部屋が明るくて眠れなかった」と答えた。消灯後は、部屋と廊下の一部の電気は消される。そのため、同室者が電気をつけていたのではないかと思われた。しかし、同室者で電気をつけていた人はだれもいなかった。そして、ベッドが廊下側の入口であったため、廊下の電気が明るす

ぎたのではないかということで、その日の夜勤者は廊下の明かりの確認を徹底した。しかし、患者はまだ明るいと言うのである。そこで看護者がベッドサイドに行って確認すると、部屋の入口にある足灯が原因であることが分かった。この足灯は、すべての電気を消すと暗くなってしまうため、夜間の排せつなどでも安全に歩行できるように設置されている。そして、消灯時は部屋の電気を消すとともに、この足灯をつけているのである。決められたとおりに行っている行為ではあるが、この患者にとっては睡眠の妨げとなっていたのである。看護者は、原因を早期に把握して患者の睡眠を確保し、また同室者にも影響のないように対応する必要がある。

不眠時の話し相手

50歳代の男性で、同室者とよく会話をし、看護者とも冗談を言いながら明るく過ごしている患者がいた。しかし、消灯後ベッドにいないため、病棟内を探したところ食堂に座っていた。声をかけると、「いろいろなことを考えてしまい、眠れない」と話す。

入院生活のこと、家族のことなどいろいろな話をしていくうちに、仕事上の問題があることが分かった。突然の入院で、引き継ぎなくそのままになっている仕事があり、自分が行かないと対応できないというのである。しばらく仕事以外の話もしたが、「話をしたら楽になりました。もう寝ます」と病室へ戻った。その後、病状が安定していたため、外出の許可を得ることができた。

このように、患者は様々な不安を抱えて入院している。日中は人の動きが多いため、不安なことを相談しにくい状況にある。しかし、夜になると周囲が静かになるため、考えごとがしやすくなる。また、人の動きも少ないため、落ち着いて会話できる環境となる。話をするだけでは解決できない問題もあるが、患者の思いを知ろうとする姿勢をもっていなくてはならない。

■二宮 恵美■

4 診療の介助とコミュニケーション

●-1 与薬と自己管理に向けた知識獲得への支援

> 患者への与薬に関する分かりやすい説明と患者の質問に応じる姿勢

　薬は古くから治療や予防、健康の維持や増進の目的で用いられてきた。今日においても薬物療法は重要な治療法の一つである。しかし、薬はその使用方法を間違えると効果を得ることができないばかりか、逆に身体への悪影響をもたらしかねない。

　薬物療法における看護者の業務は、法的根拠に基づき「診療の補助行為」と薬物療法中の「日常生活を整える行為」である[*1]。看護者は、これらの期待される役割と責任の重さを認識し、正しい与薬がなされるように医療者や患者、患者の家族とコミュニケーションを図っていかなければならない。

　特に、患者自身による薬の自己管理は、効果的な薬物療法の実践において重要である。薬の自己管理には、患者自身が自己の疾患や薬物療法の必要性、正しい薬の用い方、薬の作用と副作用などを理解しておく必要がある。看護者は、患者の理解を得るために、個々の患者の年齢や理解力などを考慮し、分かりやすい説明を心がけよう。

　患者へ処方された薬が効果的かどうかの判断は、検査値の変化だけでなく、身体変化に関する患者の自覚によるところが大きい。時には効果的な作用だけでなく、副作用も出現し得る。例えば、薬によっては便や尿の色の変化、便秘あるいは下痢といった副作用が現れる場合がある。事前に副作用の説明がなされなければ、副作用の出現時に患者は戸惑うであろう。また、副作用の程度によっては、

医師が処方を変えなければならないこともある。したがって、副作用についても説明し、患者が自分で服用後の変化（作用と副作用）を医師や看護師に伝えられるようにしておく必要がある。

　内服薬の場合は、内服する時間に注意が必要だ。内服の時間には、食前、食後、食間、一定時間間隔、就寝前などがある。服用時間の異なる何種類もの薬を内服している患者は、飲み忘れや二重服用を起こしやすい。それを防ぐには、服用の日時で薬を小分けにする方法が有効である。例えば、「仕切のあるお菓子の箱やケースを利用する」、「薬のシートに飲む日付を書く」、「大きめのカレンダーに1回分ずつ貼る」、「服薬表を作る」、「タイマーを利用する」などがある。このような具体的な方法を提案し、患者と話し合うことが患者の自己管理を促すことになる。

　薬には、内服薬のほかに塗布薬や点鼻薬、点眼薬、坐薬などがあり、身体の適応部位や適応経路に応じて異なる薬が処方される。ある患者は、「ザヤクですよ」と言われて自宅に持ち帰った薬を、座って飲んだと言う。その患者は、薬袋に記述されていた「坐薬」という文字から、本来肛門から挿入して用いる薬を「座って飲む」と思い込んでしまったのだ。これは、薬の使用方法を患者が理解できるように説明しなかった悪い与薬の例である。

　与薬の説明の最後には患者に質問がないかの確認を忘れずに行うこと。看護者による与薬時の分かりやすい説明と患者の質問に応じようとする姿勢が、薬物治療に対する患者の主体性を引き出すことにつながるのである。看護者は、個々の患者にとって効果的な薬物療法が実施されるようなコミュニケーションを心がけていこう。

■鈴木 幹子■

◀引用文献▶
＊1　坪井良子　松田たみ子　2005『考える基礎看護技術』廣川書店

4 診療の介助とコミュニケーション

●-2 与薬ミスとコミュニケーション

> 与薬に関する「伝えたいこと」が「伝わった」のかどうかは
> 患者の反応を見ること

　医療機関での事故やヒヤリ・ハット事例のなかで、転倒・転落事例とともに上位1、2位を争う高い割合を占めるのが与薬に関するものである[*1]。与薬に関する事故は、多職種の知識不足やうっかりミスに加え、確認方法やコミュニケーションの不備などのシステムの問題が複雑に絡まり合って発生している。

　「医師の口頭指示の転記ミス」では、似たような薬剤の名前の転記ミスや隣の患者の名前を書いてしまうミス、投与量のミスなどがある。口頭指示は、それ自体がミスを引き起こす可能性があり危険なので、安易に受けてはならない。しかし、緊急時やむを得ず口頭指示を受けなければならない事態が生じ得る。その時、ミスを犯さないようにするには、医師の言ったことを繰り返し声に出し、確認を得ることである。口頭指示を決して暗黙の了解とはせず、声に出して指示を繰り返し、複数の医療者で確認する習慣を日ごろよりつけていこう。

　口頭指示以外では、患者の類似性・共通性による与薬の間違いも発生しやすい。患者の名前や体型が似ている場合、同じ疾患である場合、同室の場合などに与薬のミスが起こりやすい。与薬の際は、原則に従い、必ず患者の名前をフルネームで言って本人かどうかを確認する。また、入院中の患者への与薬では、患者の手首のネームバンドを必ず見て本人であることを確認していく。

4　診療の介助とコミュニケーション

　与薬では、先に述べた坐薬の例と同様に用い方の説明が大切である。ある患者は内服薬の錠剤をシート（PTPシート）から出さずにシートごと飲んでしまった。患者は「1錠ずつ飲んでください」と言われ、シートの点線から1片を切り離したものの、シートから薬を出さずにシートごと飲んでしまったのだ。看護者の「シートから薬を取り出して飲むのは当たり前のことなので、そのような説明は必要ではない」という思い込みは危険である。

　内服薬の剤形は様々で、固形剤、粉末剤、液状剤があり、薬は胃で、あるいは腸で溶けるように、その目的に応じて剤形が決まっている。患者のなかにはわざわざ錠剤をすりつぶしたり、カプセル剤から中身を出したりして飲んでしまう者がいる。もし、処方された薬の剤形では患者が飲みにくいのであれば、医師に相談し、飲みやすく効果が期待される薬が処方されるようにしなければならない。

　看護者は、与薬前には患者が正しく与薬について理解したか注意し、与薬後には薬物療法の効果や副作用に注意してコミュニケーションをとっていくことが大切である。与薬の説明で「伝えたい」内容が患者に正しく「伝わった」のかという確認も薬物療法の効果や副作用の確認も、患者の反応を見ることである。すなわち、与薬前後の患者の反応をとらえることが効果的な薬物療法の実践と与薬ミス防止につながるのである。もし、看護者が患者の反応を見て、「何か変だなぁ」と気になる点があれば、その気になる点を必ず確認すること。看護者は、気になる点を曖昧にせず、正しい与薬がなされるように努力をしていこう。

■鈴木　幹子■

《引用文献》
＊1　川村治子　2002『ヒヤリ・ハット報告が教える内服与薬事故防止』医学書院

5 コミュニケーション障害と援助

コミュニケーション障害

　コミュニケーションの障害となる主なものは感覚器官の障害によるものであり、失語症、運動性構音障害、音声障害などのほか、吃音、言語発達遅滞、精神遅滞、心理的発達障害、行動・情緒障害や認知症、脳血管障害後遺症や神経・筋疾患、舌根癌など様々な疾病、幅広い領域・年齢層に起こり得る障害である。それぞれの障害の対応についてはこの項末尾に専門書を1、2挙げておくので参照していただきたい。

コミュニケーション障害の理解

　対象者のコミュニケーション障害を知る目的は、診断や査定の向上を図ることと、コミュニケーションをとる方法を見出して、障害をもつ人を理解することにある。

　近年、言語聴覚士が国家資格化され、障害の本質や発現メカニズムを明らかにし、対処法を見出すために検査・評価を実施し、必要に応じて訓練、指導、助言、その外の援助を行っている。このような活動は医師・歯科医師・看護師・理学療法士・作業療法士などの医療専門職、ケースワーカー・介護福祉士・介護支援専門員などの保健・福祉専門職、教師、心理専門職などと連携し、チームとしてなされている。

看護者の心構え

　障害者の傍らにいて、障害者とつぶさに接している看護者の心構えを考えていきたい。

　成人に対しては、しゃべれない、ことばが理解できないからといって子ども扱いはしない。平易な表現を用い、短めの文章で話しか

けるようにする。お互いに分かり合えることが目的である。あわてさせず、しゃべりやすい雰囲気を作ることが大切である。

認知症患者の対応では、何度も繰り返し伝えることも必要である。間違えを指摘するとかえって混乱するので、ある程度は話を合わせる。さっき起こったことを忘れた場合は、逆に上手に利用して、叱ったり、否定したりしない。大切なのは、本人のプライドは残っているので、礼儀を忘れないことである。

障害者とのコミュニケーション

コミュニケーションは相手と自分の二者関係ではあるが、そこには自分の人間観や価値観、社会・文化観があり、常に心のなかでそうした自己の価値観に照らし合わせて相手を見ているのである。コミュニケーション障害者と接する時には、自分自身が障害者に対してどのような理解をもっているか、過去の経験に照らし合わせた自分の価値観を知ることが大切である。

自己の主張を十分にできないコミュニケーション障害者を対象とする場合には、かかわる側の見方で援助内容が変わってしまうことを心に刻んでおく必要がある。偏見をもたないことである。障害のある人々にばかり、能力向上という努力を求めるだけではなく、かかわり手自身が対象者を見つめている自己を見つめ直し、かかわり手自身の側から関係を動かし、方策を講じて近づいていくという姿勢と努力が求められる。

■桜井 俊子■

引用文献
*1 大石益男編著　2000『改訂版コミュニケーション障害の心理』同成社
　　笹沼澄子監修　伊藤元信編　1998『成人のコミュニケーション障害』大修館書店

6 ターミナルにおける看護コミュニケーション

● − 1　患者のサインを読み取る

　キューブラー・ロスは、死にゆく患者の「死」の受容に至る心の状態を以下の5段階に分類した。

　「否定」の段階

　患者は自分が「死」に直面していることを自覚した時、その事実に「衝撃」を受け、「否定」しようとする。「検査結果が他人のものだ」と思い込もうとしたり、病院巡りにあけくれる場合もある。しかし、「否定」はターミナル期の患者にとって、衝撃から自身を守る術であり、患者の精神を立て直すために必要な時間であるとされる。看護者は、自らの状態を否定する患者に事実を突きつけるのではなく、患者とのスキンシップを重視したかかわりや、沈黙を効果的に使ったコミュニケーションによって、患者の側に寄り添う姿勢を伝え続けることが大切である。

　「怒り」の段階

　「なぜ、私が、志半ばで人生を終わらせなければならないのか」患者は「生」に執着すればするほど、「死」という事実に怒る。この段階にある患者は、身近な家族や医療者に対して攻撃的になることもしばしばである。そして、その攻撃性に医療者は多くのストレスを抱え、無意識に患者とのコミュニケーションに苦痛と無力観を感じることもある。しかし、患者の表面に表れている攻撃性の裏に、一人では抱えきれない、「死」への恐怖や孤独といった心の痛みが隠されている。患者は怒りを通して、どのような状態にあっても見守り続けてくれる人、傍らに居てくれる人の存在を求めているので

ある。患者の怒りが激しい時こそ、非言語的なコミュニケーションによって患者にかかわり続ける姿勢が、患者の胸に響くはずである。

「取引」の段階

「孫が生まれるまで生きられるならば、死を受け入れよう」など、少し精神的な余裕が見え、周囲への感謝のことばも聞かれるようになる。この時期には、積極的に患者のことばに耳を傾けていくことが必要である。患者が、今求めているもの、心残りに思っていることなど、どんな些細なことでもコミュニケーションを通して察知し、患者が自分の人生を振り返って、「人生の総決算」を行えるように援助していくことが大切である。

「抑うつ」の段階

患者はもはや自分の病気を否定できず、自分の生命を含め、愛するものすべてを失うという現実と向き合い、悲しみに耐えている。この段階では、非言語的コミュニケーションが多くの慰めを与えるだろう。自分を気にかけてくれ、話を聞いてくれ、やさしく身体に触れてくれる、そういうかかわりが患者を支える力となるのである。

「受容」の段階

以上のような段階を経て、「受容」に至るとされているが、すべての患者が同じ過程をたどるとはかぎらない。その過程は、患者のこれまでの生き方、身体的・心理的な状態、信仰、死生観、家族背景によって異なり、ある段階で立ち止まったり、行きつ戻りつするものである。人生の締めくくりの姿はまさに千差万別である。ターミナル期の患者とのコミュニケーションで大切なことは、患者のことばにならない身体的、社会的、霊的といった全人的苦痛を受け止め、患者の表面に表れていることばや態度のみでなく、その背後に隠されているサインを読み取る看護者の感性の豊かさであろう。

■阿部 幸恵■

7　上手に自分の意見を表出すること

ー1　看護場面での上手な意見表出の意義

意見の表出

○あなたは、患者から質問されてその答えが分からなかった時、分からないと答えられますか？
○あなたと違う意見を述べている人に、自分の意見を述べることができますか？

　答えはいかがであっただろうか。相手に対して、意見を表明できる、うまくできない、かえって攻撃的になってしまう、などであろうか。望ましいのは、人間関係において自分も相手も大切にしながらも意見表明ができることである。*1

　あなた自身の表現力については職場でのいろいろな人間関係を思い起こしてみて、率直に考えてみるとよい。少なくとも冒頭の質問に「いいえ」と答えた人は、現時点では自己表現力が不足しているようである。

意見表明の必要性

　昨今の医療場面では、意見を上手に表出することが求められている。医療ミスのなかには「何か変だと思っていたけど、意見を表明しなかった」という報道もあった。「患者の質問にあいまいに答えて誤解を与えてしまった。忙しいのに自分の意見表明ができず、さらに仕事を引き受けてしまった。断ったら人間関係を悪くしてしまった」など、心当たりがあるのではないだろうか。

意見を表明する時に気を配る事柄

　だれでも初めから上手に意見を表明できるわけではない。話す要

点をまとめておいたり、意見表明のタイミングを見極めるなどの複数の能力が必要である。まずは、以下の「話すことの秘訣」[*2]を参考にして、自分自身の不足している能力を振り返っていただきたい。自分の能力が足りない部分を練習で補強しながら、その場に応じた意見表明ができる能力を養っていただきたい。

話すことの10の秘訣

① 自分自身で自己を明確化する
② 自分の提示するものの準備をする
③ 自分が何を言いたいかを立案する
④ ゆっくり話し、はっきり発音する
⑤ よく聞き取れるように話す
⑥ その場にふさわしい身なりとしぐさをする
⑦ 聞き手とその意見に敬意を示す
⑧ 要点をおさえる
⑨ 明確かつ客観的であること
⑩ 自分の情動をコントロールすること

上手な意見表明の最大の近道は相手の話をよく聞き、そこに込められた「相手の気持ちに気付くこと」である。その上で自分の意見と違うところがあれば、相手の意見と異なる部分、共感できる部分を具体的に述べることである。

■桜井 俊子■

◖引用文献◗
＊1　平木典子・沢崎達夫・野末聖香編著　2002『ナースのためのアサーション』〔アサーション・トレーニング講座〕金子書房
＊2　Wiedenbach, E ; Falls, E. C. 1978　池田明子訳　1979『コミュニケーション―効果的な看護を展開する鍵』日本看護協会出版会

7 上手に自分の意見を表出すること

●－2 上手な自己開示

ソーシャル・スキルの考え方

看護者は多くの人間関係のなかで仕事を行っているが、そのなかで自分の意見を述べることが不得意だと感じている人も少なくない。あの人は上手に自分の意見が言えるのに、私は下手だと思っている人のことである。そうした人間関係の上手・下手は本人が生来もって生まれたものではなく、それは人間関係に関する技術「社会的スキル（ソーシャル・スキル）」である。上手・下手は技術の程度の差であるから、練習によりレベルアップできるという考え方である。[*1]

看護者の役割

看護者は初対面の患者に接する機会が多く、緊張感や不安感は看護者より患者の方が高いと思われるが、その不安をほぐすのは看護者の役割である。人は初対面の際に身構えてしまうことがあるが、自分に対して援助的であることが分かれば、身構えがなくなるものである。時には専門職としてのかかわりよりも、患者と同等の不安も苦しみも感じる人間として接することが、患者の心を開かせることに役に立つ。

自己を知らせる目的

自己開示とは、他人に対して自分自身に関する情報を率直にありのままに意図的に知らせる行為を言い[*2]、人間関係を始める際に必要な社会的スキルの一つである。初対面の人との出会いには、相手を知る行為と自己を表明する行為とがあり、両者が相まって円滑な

人間関係がスタートできる。初めの一歩は、簡単な自己紹介で自己開示を始めたい。

自分の氏名を名のったら、後は入院時のオリエンテーションの担当者であるとか、どのような役割でかかわるのかを知らせ、援助できる内容を知らせることで、患者に安心感をもたらすことができる。患者からの質問や援助の依頼をしやすくできる。

自己開示スキルの向上

初めは、出身地とかスポーツなど、共通点を見出しやすい表面的な話題で自己開示を試みるのが望ましい。相手もそれなりに自己開示をしてきて人間関係が進んでいく。

看護者・患者関係で看護者が自己開示をする目的は、患者への援助のために患者の気持ちをほぐし、患者の開示を望むことである。援助の目的に応じた看護者の自己開示が望まれる。自分のことばかり話してはならない。看護者の自己開示は患者が心を開くためのいわば呼び水であるから、非言語的コミュニケーション能力を駆使して観察と洞察を行いながら会話をすすめていく必要がある。

その前提として、看護者自身が自らのことを知っていることである。人間関係を進めていく流れに責任をもつのは、看護者の方であることを忘れてはならない。自分の能力を知り、研鑽を深めていく。技術は目標をもち、練習と努力で向上することを忘れてはならない。常に「自分も相手も大切にする心情」をもつことである。人間関係スキルの根底を貫いているのは人間愛にほかならないのである。

■桜井 俊子■

《引用文献》
＊1　相川充　2000『人づきあいの技術―社会的スキルの心理学』サイエンス社
＊2　磯貝芳郎編　1992『上手な自己表現：豊かな人間関係を育むために』有斐閣選書

索引

■アルファベット■

key person …………… 126
NICU ………………… 144
open-ended questions …… 101

■あ行■

アセスメント ………… 104
アルバート・エリス …… 72
アンダーソンの理論 …… 51
安堵 …………………… 34
怒り …………………… 73
意見表明 ……………… 176
意志疎通 ……………… 32
痛み …………………… 161
一般意味論 ………… 64, 67
意味 …………………… 56
意味づけ ……………… 59
イメージ ……………… 60
イラショナル・ビリーフ … 72
色 ……………………… 19
インフォームドコンセント
　（説明と同意）……… 126
ヴィゴツキー ……… 49, 54
援助的人間関係 ……… 150
音の高さ ……………… 74
音の強さ ……………… 74
思いやり ……………… 132
音声 …………………… 22

■か行■

外言 …………………… 49
外在的意味 …………… 64
外来語 ………………… 61
会話の公準 …………… 77
顔文字 ………………… 57
カクテルパーティ効果 … 75
下降的な語 …………… 62
家族 …………………… 99
形 ……………………… 19
傍らにいること ……… 146
可聴域 ………………… 74
可読性 ………………… 24
感化的内包 ……… 63, 67
カンガルーケア ……… 144
環境 …………………… 54
関係の公理 …………… 77
看護アセスメント … 152, 153
看護記録 ……………… 154
看護ケア ……………… 152
看護コミュニケーション … 90
看護者による問診 …… 150
看護の目的 …………… 93
観察 ………………… 137, 149
観察のプロセス ……… 138
観察の目的 …………… 138
観察力 ………………… 149
監視 …………………… 81
患者同士のかかわり … 156
感情 …………………… 82
感情の表出 …………… 28
感情の読み取り ……… 28
聞く …………………… 120
聴く …………………… 120

180

記号（サイン） ……………14
記号 ………………………56
気働き ……………………136
気持ち ……………………34
気持ちの交換 ……………34
既有知識 …………………79
キューブラー・ロス ……174
共通言語 …………………115
共通理解 …………………37
記録 ………………129，141
苦痛の緩和 ……………96，97
クローズ法 ………………24
ケアプラン ………………152
継続的モニター …………114
傾聴 ………………………120
健康—疾病の連続体 ………97
健康の回復 ……………95，97
健康の増進 ………………93
健康の保持増進 …………97
健康レベル ……………97，111
言語化 ……………………47
言語的コミュニケーション
 ………………16，21，46
現示性 ……………………26
攻撃 ………………………73
口頭指示 …………………170
合理的信念 ………………72
語音象徴 …………………60
誤解 ………………………33
個人 ………………………99
孤独 ………………………34
ことばづかい ……………121
ことばの意味 ……………58
ことばの機能 ……………44

コミュニケーション・ギャップ
 …………………………20
コミュニケーション障害 …172

■さ行■

作図 ………………………27
サピア＝ウォーフの仮説 …44，48
視覚的表現 ………………26
しぐさ ……………………29
思考 ………………………48
自己開示 ………………40，178
自己開示の返報性 ………41
自己決定 …………………126
自己中心語 ………………49
自己内対話 ………………81
姿勢 ……………………18，135
視線 ………………………134
質の公理 …………………77
疾病の予防 ……………94，97
質問 ………………………139
集団 ………………………99
羞恥心 ……………………163
主張性 ……………………76
情況 ………………………59
上昇的な語 ………………62
情緒値 ……………………62
冗談 ………………………58
象徴（シンボル） ………14
情報 ………………………36
情報交換 …………………37
情報収集 …………………152
情報の記述 ………………130
情報の交換 ………………36
食事環境 …………………158

181

自律 ……………………126
信号（シグナル）……………14
身体から発するメッセージ …28
身体的接触 ………………30
心内辞書 ……………………78
シンボルを操る動物 ………44
心理的リアクタンス理論 …43
推敲 …………………………80
推論 …………………………59
スクリプト …………………79
生活環境 …………………156
接遇 …………………………118
接触 …………………………86
説得者の信憑性 ……………42
宣言的知識 …………………50
線条性 ………………………26
選択的注意 …………………74
専門的なコミュニケーション技術
　………………………………112
相互理解 ……………………32

■た行■
ターン・テイキング ………76
態度 …………………………29
態度・動作 …………………84
他者への信頼 ………………35
タッチケア …………………87
タブー語 ……………………66
地域社会 ……………………99
中性的な語 …………………62
調整 …………………………81
追唱 …………………………74
出会いの場面 ……148, 149
定義 …………………………93

テスト法 ……………………52
手続き的知識 ………………50
土居健郎 …………………120
統括性 ………………………78
トップダウン式処理 ………78

■な行■
内言 …………………………49
内在的意味 …………………64
ナイチンゲール ………87, 137
入院時オリエンテーション …151
入院時のインタビュー ……150
入院生活への適応 …………151
人間関係 ……………………32
認知能力 …………………126

■は行■
パーソナリティ ……………52
バイタルサイン …………102
発達成長段階 ………………98
話し振り …………………121
ハーロウ ……………………30
ピアジェ ……………………49
非言語的コミュニケーション
　………18, 21, 101, 116, 161
非言語的メッセージ ………132
皮膚接触 …………………142
表情 ……………28, 82, 116
不安 …………………34, 167
不安の理解 ………………148
不合理的信念 ………………72
文化 …………………………15
ベビーマッサージ …………87
ヘルス・コミュニケーション…99

偏見 …………………………70
ヘンダーソン ………………137
報告 …………………………141
ボトムアップ式処理 ………78

■ま行■

マーク ………………………56
マス・コミュニケーション ……17
マスコミ ……………………17
身振り ………………………29
見やすさ ……………………24
命題 …………………………80
メタ認知 ……………………81
面接法 ………………………52
文字によるコミュニケーション
　……………………………131
問診 …………………………124

■や行■

薬物療法 ……………………168

野生児 ………………………55
ユーモア ……………………128
ユーモア療法 ………………128
様態の公理 …………………77
欲求不満 ……………………70
読みやすさ …………………24
与薬 …………………………168
与薬ミス ……………………170

■ら行■

ライフステージ ……………98
ラショナル・ビリーフ ……72
流言 …………………………68
流行語 ………………………46
量の公理 ……………………77
両耳分離聴 …………………74
レイモンド・A・ムーディ …128
劣等感 ………………………70
ロジャーズ ……………39，122

183

■編著者紹介

福沢　周亮（ふくざわ　しゅうすけ）
東京教育大学教育学部心理学科卒業。同大学院博士課程修了。現在，聖徳大学大学院児童学研究科長・教授，筑波大学名誉教授。教育学博士。教育心理学，言語心理学専攻。

［主著］『漢字の読字学習－その教育心理学的研究－』（学燈社），『言葉と教育』（放送大学教育振興会），『言葉の心理と教育』（編著，教育出版），『幼児のことばの指導』（共著，教育出版），『国語教育・カウンセリングと一般意味論』（共著，明治図書）

桜井　俊子（さくらい　としこ）
聖母女子短期大学看護学科卒業。放送大学教養学部卒業。筑波大学大学院教育研究科カウンセリング専攻カウンセリングコース修了。現在，上智大学学生局学生センター。看護学，カウンセリング心理学専攻。

［主著］『患者の心を開く－看護とカウンセリング－』（共著，メヂカルフレンド社），『カウンセリング大事典』（分担執筆，新曜社）

看護コミュニケーション
基礎知識と実際

2006年4月6日　初版第1刷発行
2015年4月16日　初版第5刷発行

編著者　福沢周亮
　　　　桜井俊子
発行者　小林一光
発行所　教育出版株式会社
〒101-0051　東京都千代田区神田神保町2-10
電話（03）3238-6965　　FAX（03）3238-6999

©S. Fukuzawa, T. Sakurai 2006
Printed in Japan
落丁本・乱丁本はお取替えいたします。

DTP　心容社
印刷　モリモト印刷
製本　上島製本

ISBN978-4-316-80160-5 C3047